LA MORVE EST-ELLE SPONTANÉE?

Par M. PEYROUZE
Vétérinaire au 11e escadron du train des équipages.

(Médaille d'or.)

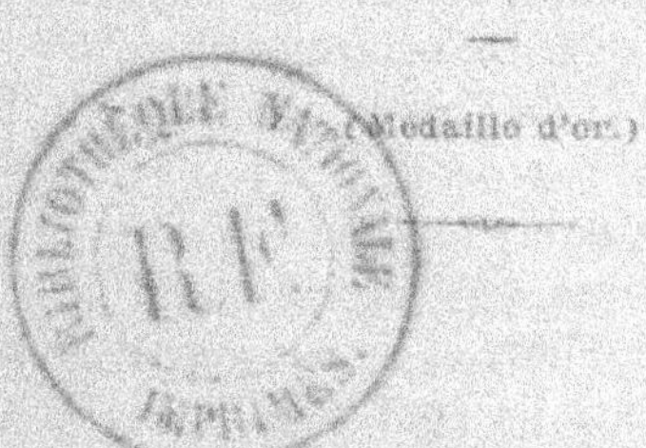
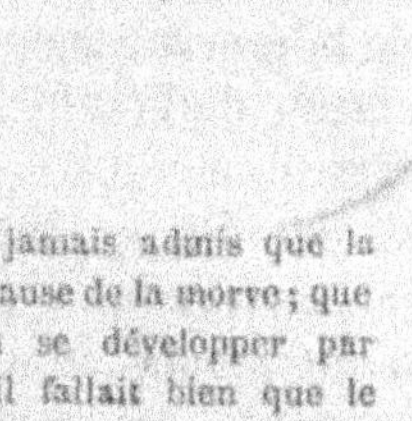

> Quant à lui, il n'a jamais admis que la contagion fût l'unique cause de la morve ; que la morve pouvait bien se développer par d'autres voies, et qu'il fallait bien que le premier cheval devenu morveux le fût devenu autrement que par contagion.
>
> BARTHÉLEMY aîné. — Discours devant la Société centrale vétérinaire, Année 1849. (*Recueil* de 1849, p. 879.)

Telle est la question qui se pose et qu'on se fait aujourd'hui. Il y a vingt-cinq ans, personne ne se serait avisé de mettre en doute la spontanéité de la morve. Actuellement on est plus difficile, plus incrédule ; on ne veut croire que ce qui est démontré par des faits bien observés, bien complets, ne laissant aucune prise au doute, à l'indécision. C'est surtout depuis les recherches de M. Chauveau sur les virus, y compris le virus morveux, que quelques vétérinaires, avec plus ou moins d'autorité, ont cru devoir nier la spontanéité des maladies virulentes, celle de la morve en particulier. Que nous sommes loin de l'époque où l'on admettait difficilement la contagion de la morve chronique.

1

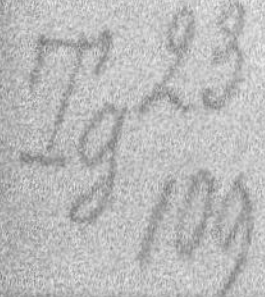

et surtout de celle où l'on n'y croyait pas du tout ! Les étrangers, Durtz, Kersting, Camper, Robertson, Bracken, ont professé que la morve n'était pas contagieuse. En 1775, la Société royale des sciences de Gœttingue mit au concours la question de savoir si la morve était contagieuse. M. Descôtes de Sézanne, Louchard, Godine jeune, Sage, Dupuy, étaient des anti-contagionistes. Chaumontel, Fromage de Feugré disaient que la morve pourrait bien n'être pas contagieuse, et l'illustre Chabert, à la fin de sa longue carrière, se laissait entraîner à signer l'article indécis de Chaumontel et de Fromage de Feugré, dans le *Cours complet d'agriculture* de l'abbé Rozier (tome XII). Si les vétérinaires ont douté quelquefois de la contagion de la morve, les médecins, eux, depuis qu'ils ont eu l'occasion de l'étudier sur l'homme, n'ont jamais eu l'ombre d'un doute sur ce point. Ils sont allés même plus loin ; ils ont dit, quelques-uns du moins, que la morve n'était jamais produite par d'autres causes que son virus ; ils n'ont jamais admis, le plus grand nombre, qu'un travail exagéré, une nourriture insuffisante, les arrêts de transpiration, le traitement débilitant qu'on oppose à certaines maladies, etc., puissent fabriquer de toutes pièces le virus morveux.

CONTAGIONISTES EXCLUSIFS EN 1861 ET 1862

En 1861, lors de la discussion qui eut lieu à l'Académie de médecine, M. Bouillaud avoua ne pas comprendre comment des causes ordinaires, communes, telles qu'un travail exagéré, une mauvaise alimentation, un air vicié, des arrêts de transpiration, etc., « peuvent produire la morve, c'est-à-dire ce *virus sui generis* sans lequel il ne saurait y avoir de morve, qu'on lui refuse ou non le titre de *cause* (1) ; » et M. Guérin déclara que la cause prochaine de la morve, sa vraie cause, n'est autre que le virus mor-

(1) *Recueil* de 1861, p. 896.

veux, le contagium, le ferment produit par les causes éloignées de la morve, telles que, etc., ce qui revient à dire que les causes de la morve en produisent une autre, seule capable de faire éclater la morve. Cette distinction, inutilement compliquée, ne doit avoir de valeur que sur le papier. Sans admettre la doctrine, ou mieux, *le dogme de la spécialité de M. Bouillaud*, M. Guérin ne croyait pas à cette époque que les causes communes puissent engendrer la morve, maladie virulente, générale, spécifique et contagieuse. Plus tard, en 1864, il répéta à peu près la même chose. M. Guérin : « Contrairement à ce que l'on pouvait supposer, je pense, comme M. H. Bouley, que la morve, quoique maladie spécifique, virulente, contagieuse, peut naître spontanément sous l'influence de causes en apparence générales. » Il est vrai que quelques années avant M. Guérin, pour un chirurgien, avait été passablement à même d'étudier la morve à ses risques et périls. (M. Sanson.) Et M. Bouillaud, dans la même discussion académique (celle de la pustule maligne, en 1864), fut tout d'abord aussi exclusif, aussi entier qu'en 1861. Pour lui, les maladies spécifiques, — et la morve en est une, — ne peuvent être produites que par une seule cause, leur virus. Comme en 1861, il déclara que le virus morveux, pas plus que les autres, ne pouvait se former spontanément dans l'organisme du cheval, et qu'il fallait qu'il y fût introduit par une voie ou par une autre pour que la morve se développât. Serré de près par M. Bouley et oubliant probablement pour un instant l'intolérance *du dogme de la spécialité*, il interrompit M. Bouley, en train de lui prouver par des faits écrasants que la morve se développe spontanément, sous l'influence de telle ou telle cause. M. Bouillaud : « Voilà bientôt une heure que vous vous battez contre des moulins à vent. Les idées que vous venez de professer sur les maladies spécifiques sont celles que je professe depuis plus de trente ans, dans mes cours et dans mes livres. » Après un pareil aveu, M. Bouley pouvait se déclarer satisfait.

Cette question de la spontanéité des maladies virulentes revient quand même sur l'eau de temps en temps, quoiqu'elle ait reçu de vigoureux coups.

CONTAGIONISTES EXCLUSIFS EN 1867. — SOCIÉTÉ DES SCIENCES MÉDICALES DE LYON

Les contagionistes purs commencèrent par nier la spontanéité de la vaccine seulement. Peu à peu, s'enhardissant à mesure qu'ils se pénétraient réciproquement de leurs doutes, ils en arrivèrent à nier le développement spontané de toutes les maladies virulentes, sans en excepter la morve. S'il n'y avait eu que des médecins, la chose ne surprendrait pas beaucoup, mais il y avait des vétérinaires, même des vétérinaires praticiens, qui abondèrent dans le même sens et répétèrent, avec les disciples d'Hippocrate, que la morve ne se développait jamais spontanément. M. Rey, professeur de clinique à l'École vétérinaire de Lyon, assistant à la séance en qualité de membre titulaire, tout étonné d'une pareille affirmation, prit la parole pour répondre aux cantagionistes exclusifs. Il leur dit que, s'il parvenait à leur prouver qu'une seule maladie virulente peut se développer spontanément, il serait en droit d'en conclure que les autres sont dans le même cas. Il parla de la rage, du horse-pox, de la morve, du farcin, de la gourme qui est contagieuse, et si manifestement spontanée qu'il me semble tout aussi impossible de ne pas lui reconnaître ce mode de développement que de nier la lumière en plein midi. Rien n'y fit. Les contagionistes s'en allèrent répétant : « Donnez-nous des faits, un seul, bien constaté, bien authentique, et cela nous suffira. » La vérité, c'est qu'ils sont parfaitement décidés à répondre toujours : « Qui nous prouve qu'il n'y a pas eu contagion ? »

M. Rey fit part à M. Delorme, d'Arles, praticien aussi instruit qu'habile observateur, des idées émises à la Société des sciences médicales de Lyon. M. Delorme se déclara spontanéiste, mais dans certaines réserves. Sa réponse contient plusieurs cas de morve spontanée qui seront exposés plus loin.

CONTAGIONISTES EXCLUSIFS EN 1869

Dans le journal publié à l'École de Lyon, on lit à la page 478, année 1869, le renvoi suivant motivé par ces quelques mots de M. Reynal : « L'emploi du pain faisait naître souvent la morve et le farcin... » « Nous sommes étonnés de trouver, encore aujourd'hui, une pareille assertion dans la bouche d'un savant de la valeur de M. Reynal ; nous croyons, au surplus, qu'elle n'a pas besoin d'être réfutée. » (*Note de la Rédaction*.) Or, la rédaction se composait de M. Saint-Cyr, professeur, rédacteur en chef, et de M. Peuch, chef de service, rédacteur adjoint. Vraiment, cette assertion de M. Reynal n'a pas besoin d'être refutée? Et qui l'a détruite, s'il vous plaît ? Croyez-vous qu'il suffise de n'avoir jamais vu la morve se développer dans un établissement de chevaux, ni dans l'armée, et de n'avoir vu autre chose que la morve d'inoculation, la morve classique, la morve d'école, pour prétendre et déclarer qu'elle ne se développe jamais sous l'influence d'une mauvaise nourriture, etc., etc.? Je veux vous prouver qu'on la fait naître à volonté, la morve ; je vous en indiquerai les moyens, et comme vous pouvez expérimenter quand vous voulez, vous aurez une belle occasion de vous prouver que vous êtes dans l'erreur.

CONTAGIONISTES EXCLUSIFS EN 1873

Depuis plusieurs années quelques vétérinaires, un petit nombre heureusement, vivent dans la croyance que la contagion seule propage, entretient la morve partout où elle existe, surtout dans l'armée, partout où elle vient à se montrer, et aussi à se maintenir. M. Zundel, vétérinaire à Mulhouse, que M. Bouley, qui s'y connaît, a qualifié de vétérinaire aussi savant que modeste, appartient à ce groupe. Il vient de faire connaître ce qu'il pense là-dessus dans sa dernière *Chronique vétérinaire d'Allemagne*, publiée dans le numéro de mars 1873 du *Recueil*. Le résumé qui suit en donne une idée suffisante pour le moment. A la suite de la dernière guerre les cas de morve sont devenus plus fréquents en Allemagne. — A cela il n'y a rien d'étonnant. — Les Allemands, aussi vaniteux, aussi orgueilleux pour cela qu'ils sont... honnêtes pour le reste, ont osé dire et écrire que cette maladie venait de France ; que c'étaient des chevaux français ramassés après les batailles, et sous le coup de la morve ou déjà morveux, qui avaient contagionné les leurs. Assertions d'Allemands cela. M. Zundel, qui les a vus à l'œuvre, en fait bonne justice, et il leur prouve, nous prouve, que les *Rossartz* (vétérinaires allemands) sont de force à traiter la morve pour une angine, un coryza ou une bronchite quelconque. Cela suffit ; on peut dire et affirmer d'après cela que la morve attaque les chevaux de l'armée allemande, mais que les vétérinaires allemands la prennent pour une angine, un coryza ou une bronchite quelconque, et s'occupent de la traiter sans la connaître. Déjà M. le colonel Stoffel, notre attaché militaire près l'ambassade française à Berlin, avait écrit dans ses rapports prophétiques, antérieurs à la dernière guerre, que la morve existait dans la cavalerie prussienne. Donc, à n'en pas douter, la morve attaque les chevaux de nos ennemis. M. Zundel profite de cette occasion, qui permet d'attribuer un assez grand nombre de cas de morve à la contagion, pour dire que celle-ci seule entretient la morve, laquelle n'est jamais spontanée. C'est aller vite, bien vite en besogne. Les faits ne me manqueront pas pour arrêter cette rapidité dans les conclusions.

Incubation de la morve. — Sa durée.

On désigne par le mot *incubation* « la période comprise entre l'instant où un virus a été introduit dans un organisme sain et celui où apparaissent les symptômes de la maladie transmise. » (Dictionnaire de Lyon.) Pour la morve la durée de l'incubation varie un peu d'une espèce à une autre. Les faits recueillis permettent de dire qu'elle est bien plus courte pour la morve d'inoculation que pour la morve de cohabitation, et vous avez grandement besoin que les choses se passent ainsi, ô contagionistes exclusifs !

Je vais faire défiler tous les faits que j'ai pu recueillir de transmission de la morve du cheval à l'homme, de l'homme au cheval et à l'âne, et enfin du cheval au cheval et à l'âne. Vous verrez que la période d'incubation est bien courte parfois, et dans d'autres cas assez longue ; elle paraît avoir duré plus d'un mois dans quelques cas. Ensuite je rapporterai un assez grand nombre de cas de morve par cohabitation, ce qui vous convaincra, toujours à votre avantage, que la morve met plus de temps à se développer par ce mode de transmission.

J'ai dit que la durée de l'incubation variait beaucoup ; les faits sont là pour le prouver. Avant, laissez-moi vous donner l'opinion de quelques personnes fort compétentes sur la question.

D'après une expérience de M. Rodet (1), faite à Toulouse, dit Youatt, un cheval inoculé de la morve n'en aurait présenté les premiers symptômes que le vingt-sixième jour. On ne dit pas s'il était morveux au moment où il fut sacrifié, mais c'est probable.

« M. Delafond (2) nous a cité les expériences de Lessona. Lessona, sur deux cent trois faits, n'aurait reconnu que trois cas de contagion de la morve chronique. Mais il me semble que dans ces deux cent trois observations, on n'a pas assez tenu compte de la période d'incubation de la morve. Quelques-uns des sujets en expérience n'ont été observés que pendant quelques jours... Mais cela n'est

---

(1) *Recueil* de 1838, p. 170.

(2) M. Barthélemy aîné. *Recueil* de 1849, p. 714.

pas concluant. La morve met quelquefois plus d'un mois à se déclarer après l'inoculation. »

A la page 715 (1) : « C'est du quatrième au cinquième jour que les symptômes apparaissent » dans les cas d'inoculation de la morve.

« De même il n'y a rien de constant dans la durée du temps qui s'écoule entre le moment de l'inoculation et celui de la mort (2). Quelques animaux ont succombé le sixième jour de l'inoculation ; d'autres ont vécu vingt jours et plus. »

Voici l'opinion de M. Lafosse, professeur de clinique à l'Ecole vétérinaire de Toulouse :

DURÉE DE L'INCUBATION

« Aucune recherche n'a été faite dans le but spécial d'élucider cette question. Toutefois, en lisant les expériences de contagion conduites avec toute la rigueur scientifique désirable, telles que celles de Gohier par exemple, on arrive à constater que, le plus ordinairement, l'incubation est de quatre à vingt jours. C'est aussi ce que nous avons constaté à la suite de vingt-sept inoculations réussies, dont six de morve aiguë et vingt et une de morve chronique. Toutefois, Gohier signale une incubation de cinquante-huit jours. Mais il est à remarquer que l'âne, sur lequel la morve n'apparut qu'après ce long délai, l'avait contractée par cohabitation ; or, celle-ci ayant été prolongée pendant quatre mois, il se peut que l'absorption de l'agent contagieux n'ait eu lieu que vers le déclin de la période d'épreuve, et que, par conséquent, l'incubation n'ait été en réalité beaucoup moins longue qu'elle ne le paraît au premier abord ».

Hurtrel cite les cas suivants qui prouvent aussi une durée d'incubation passablement longue. Un cheval acheté

---

(1) M. Barthélemy aîné. *Recueil*, p. 715.
(2) M. Renault. *Recueil* de 1849, p. 13 et suivantes.

par un général devint morveux après avoir vécu pendant quinze jours à côté d'un autre atteint de morve. La maladie mit six semaines pour se compléter. L'animal avait des chancres lorsqu'il fut abattu.

Une jument qu'on fit travailler avec les harnais d'une autre abattue pour morve, devint glandée après deux mois et fut tuée morveuse le cinquième mois.

Mais ces deux cas d'incubation ne sont rien à côté de ceux, tout à fait extraordinaires, cités par M. Zundel dans le numéro de mars 1873, du *Recueil*. Qu'en en juge !

1° Plusieurs chevaux qui avaient cohabité avec un cheval de réforme reconnu morveux à sa mort, mais nullement de son vivant, chez son maître, ce qui est fort, furent isolés pendant deux mois. Aucun ne présenta un seul syptôme de morve pendant l'isolement. Mais au mois d'août de l'année suivante, huit mois après, à cause de plusieurs cas de morve observés sur des poulains, « une nouvelle visite des chevaux » déjà visités et reconnus sains, fit reconnaître la morve sur trois.

2° Dans une autre écurie : « Nous avons constaté la morve sur trois chevaux d'une écurie dans laquelle avait cohabité un cheval abattu comme morveux onze mois auparavant. »

Sans disséquer ces quelques notes, on est forcé de dire que rien ne prouve que l'incubation avait duré onze mois, en admettant que ce fût la morve de contagion, ce qui est loin d'être démontré.

3° Un cheval morveux « fut abattu en novembre 1871, ce n'est qu'au mois de juin 1872 qu'on reconnut la morve sur deux autres chevaux, dont l'un avait cohabité et l'autre eu de fréquents contacts. » Il ne serait pas inutile de savoir si les premiers symptômes n'apparurent qu'après six ou sept mois, et surtout si ces chevaux n'avaient pas pu être contagionnés pendant cet intervalle.

4° « M. Rœch, de Colmar, a constaté l'infection de deux chevaux dans une écurie où, plus d'un an auparavant, avaient été logés des chevaux appartenant à l'artillerie allemande ! »

Ce n'est pas avec des observations de cette force, seraient-elles toutes allemandes, qu'on me fera croire que « la période d'inoculation de la maladie farcino-morveuse peut-être très-longue. » On ne le prouve pas ; on suppose, on conclut, on affirme, lorsque tout ne permet que le doute. Aussi je les considère comme non avenues et je ne les discuterai pas davantage.

Si c'était vrai, je connais plusieurs régiments dont tous les chevaux, sans exception, devraient être considérés comme atteints de morve, et qui plus est, de la morve interne, cachée. On ne lance pas de pareilles affirmations sans preuves. Je n'ai examiné la question de la durée de l'incubation de la morve que pour en tirer cette conclusion tout à mon avantage : c'est qu'il ne vous sera pas facile d'attribuer à la contagion les cas de morve qui se sont déclarés trois mois, six mois, un an après l'abatage du dernier cheval morveux, sacrifié, par exemple, dans un régiment (1).

Ainsi M. Farges, en parlant des chevaux de l'École de Saumur, dit que « depuis près de huit mois, nous n'avons pas eu un seul cheval abattu à la suite de cette maladie » (la morve).

J'ai connu un régiment qui, après avoir perdu d'abord, pendant plusieurs années, un assez grand nombre de chevaux de la morve, resta plus de deux ans sans en perdre un seul ; ensuite il eut encore quelques cas de morve. Eh bien ! dans ce cas, direz-vous, ô contagionistes purs, que la contagion en était la cause ? Oui. Mais où pourrez-vous la prendre cette contagion ? D'où venait-elle ? J'avoue que je ne la vois pas et que je ne puis l'admettre. Direz-vous que les chevaux devenus morveux après un long interrègne de la morve, avaient été contagionnés par les derniers sacrifiés, et que pendant des années ils avaient conservé

(1) *Recueil* de 1843, p. 855.

la morve à l'état latent, cachée? Oui. Soit. Mais à cela il y avait un petit inconvénient, c'est que les premiers ne comptaient pas encore au régiment lorsque les derniers avaient été sacrifiés.

Ils étaient nés, mais pas immatriculés, et ils devinrent morveux sans jamais avoir mis *les pieds* dans l'écurie des autres.

Dans un autre régiment, il s'écoula onze mois entre l'abatage de deux chevaux morveux. Le dernier n'avait pas été contagionné par l'avant-dernier, puisqu'il était superbe, magnifique à l'époque où fut sacrifié celui-ci, et que lui-même ne devint morveux qu'après avoir travaillé beaucoup, maigri énormément, être devenu ficelle, sans force ni vigueur.

Aussi soyez tranquilles, je vous le donne comme un cas de morve spontanée. C'est le numéro X.

Transmission de la morve du cheval à l'homme.

Aujourd'hui tout le monde admet la transmission de la morve du cheval à l'homme, même M. Huzard, qui n'y croyait guère en 1850, ainsi que MM. Prangé, Barthélemy jeune et Crépin ; on verra par les faits que je vais rapporter, et que j'ai pris un peu partout, que son incubation n'a jamais été longue. Quelques jours ont suffi pour voir apparaître les symptômes, et souvent les premiers prodromes se sont montrés après quelques heures seulement.

Je vais les faire connaître par ancienneté de publication.

Premier fait. — Un élève vétérinaire se blessa à la main en examinant la tête d'un âne mort de la morve inoculée (Angleterre). « Il en résulta un ulcère, et, en peu de jours, l'inflammation très-douloureuse des absorbants, qui cessa aussitôt. » Enfin le malade tomba dans la consomption et mourut quelque temps après (1).

Le pus de ce malade transmit la morve à un âne.

QUELQUES FAITS TENDANT A ÉTABLIR LA CONTAGION DU FARCIN DU CHEVAL A L'HOMME, RECUEILLIS PAR VOGELI, DE LYON.

Quoiqu'il ne s'agisse que du farcin, j'espère que vous ne les récuserez pas comme étant sans valeur pour ce que je veux prouver.

M. Vogeli, vétérinaire distingué, aujourd'hui au Brésil, je crois, depuis longtemps du reste, et avec raison, était partisan de la contagion du farcin sur les bancs, et, à sa sortie de l'École de Lyon, il fit connaître cinq cas de transmission du farcin du cheval à l'homme. Tous furent observés sur des élèves vétérinaires, ses condisciples.

1° En 1827, M. P... se piqua à la main gauche en pratiquant diverses opérations sur un cheval farcineux. Dans la journée même, un engorgement survint tout le long du bras, jusqu'à l'aisselle, où il se forma un bubon, qui resta longtemps rebelle à tous les moyens.

M. P... partit en congé et en revint un an après, complétement guéri.

2° Un élève, jeune homme de vingt-deux ans, fort et robuste, se piqua le 11 décembre en ponctionnant un bouton de farcin. Le 15, il entrait à l'infirmerie. Les jours suivants, de nombreux boutons de farcin se développèrent sur différentes régions du corps. Le malade eut le délire, il expira dans la nuit du 27 au 28.

La période d'incubation n'étant pas donnée pour les autres cas, je ne les rapporte pas (2).

---

(1) *Journal de médecine vétérinaire théorique et pratique*, par M. Dupuy. Année 1838, p. 137.

(2) *Journal de Médecine vétérinaire théorique et pratique*, 1835.

Le nommé Guignedor était employé à soigner un cheval atteint de morve chronique ; il lui donna des soins « depuis le commencement de février 1837, jusqu'au 2 du mois de septembre ; ce jour-là, cet homme, s'étant baissé dans l'écurie pour ramasser une poignée de foin, se piqua avec un brin de cette substance, entre l'ongle et les chairs du doigt médium de la main droite ; la plaie saigna beaucoup, ce qui n'empêcha point Guignedor de panser son cheval et de lui laver les naseaux : cependant, trois jours environ après cette piqûre, il se manifesta de la tuméfaction au doigt blessé, accompagnée de rougeur et de douleurs. » Les autres symptômes de la morve se succédèrent lentement ; elle ne fut ni rapide, ni intense, mais elle n'abandonna pas le malade d'une année. De temps en temps il se formait des abcès dans différentes régions des membres. Enfin, le 6 septembre 1838, Guignedor succomba à la morve, et à la morve gangréneuse, peut-on dire (1).

« Un palefrenier se coupa en préparant un membre de cheval farcineux pour des chiens. Il mourut en une semaine avec tous les symptômes de la morve » (2).

« Un homme âgé de trente-trois ans ouvrit, le matin du 30 janvier 1826, un cheval affecté de morve qu'il avait soigné. Le 1er février, cet homme tomba malade, il avait des douleurs dans les extrémités et dans le dos, particulièrement à la nuque. » Evidemment c'était la morve qui éclatait ; elle emporta sa victime le vingt-huitième jour (3).

« Un vétérinaire belge se blessa légèrement sous l'ongle du médium de la main gauche ; quelques jours après il ressentit des douleurs très-vives à l'extrémité du doigt blessé. Un panari en fut la suite. Le dixième jour il fut saisi de frissons, de tremblements considérables, etc. »

Un élève de l'Ecole vétérinaire de Lyon, fortement

(1) *Recueil* de 1838, p. 665.
(2) *Recueil* de 1839, p. 101 et 102.
(3) *Recueil* de 1847, p. 600.

constitué, « se piqua au pouce gauche en ouvrant un bouton abcédé d'un cheval gravement farcineux, le 11 décembre 1829. » Le 15, tout au moins le 17, le pouce était enflammé, la plaie suppurait louablement. Il y avait perte d'appétit, céphalalgie. Les jours suivants le mal empira, et le 20 décembre la mort arriva. L'ouverture du corps ne fut pas faite (1).

« M. Heimburger, vétérinaire au 1er régiment de carabiniers, fut atteint vers les premiers jours du mois de mai 1811 d'une inflammation considérable aux doigts des deux mains, suite des blessures qu'il s'était faites en opérant un cheval farcineux du dit régiment. Quatre jours après la piqûre parurent deux petites tumeurs dures et blanchâtres à la face palmaire du pouce de la main gauche ; deux autres à l'annulaire de la même main, une autre enfin au doigt du milieu de la main droite. » C'était le farcin (2).

Un palefrenier donnait des soins à des chevaux atteints de morve et de farcin ; il présenta des pustules noires sous le nez, puis sur tout le corps des pustules semblables à celles de la petite vérole. Il mourut le dix-neuvième jour. Etait-ce l'affection farcino-morveuse ? (3).

Un propriétaire possédait un âne atteint de morve. En le conduisant au marché il eut l'imprudence de lui essuyer les naseaux avec son mouchoir de poche. « Quatre jours après cette homme succombait à la morve aiguë. » (4)

Un cheval morveux fut donné à trente-deux élèves pour des études anatomiques. « Quatre se blessèrent en disséquant ; sur deux on ne remarqua absolument rien ; sur le troisième on observa des symptômes inflammatoires autour de la plaie ; le quatrième succomba le quatrième jour après l'accident, à la suite de la morve aigüe » (5).

---

(1) *Dictionnaire* d'Hurtrel d'Arboval, 2e édit., t. II.
(2) *Dictionnaire* d'Hurtrel d'Arboval, 2e édit., t. II.
(3) *Dictionnaire* d'Hurtrel d'Arboval, 2e édit., t. II.
(4) M. Bouley jeune. *Recueil* de 1850.
(5) M. Goubaux. *Recueil* de 1850.

Boutet, marchand de chevaux, avait une jument morveuse depuis quinze à dix-huit jours lorsqu'il tomba malade. Il mourut de la morve au bout d'un mois environ (1).

En mars 1853, un messager possédait un cheval qui jetait ; pour cela, il consulta un empirique qui déclara le cheval gourmeux, et facilement curable. « Il répondait de la guérison. » Le propriétaire de ce cheval poussa l'imprudence jusqu'à lui essuyer les naseaux avec son mouchoir. Le 7 avril, ce malheureux succombait à l'affection farcino-morveuse (2).

Je puis citer aussi le malade Bardin, soigné et guéri par M. Bourdon de l'hôpital de Lariboisière, et qui fut cause d'un rapport de M. Bouley, et d'une vive discussion à l'Académie de médecine. Cet homme avait été en contact avec un cheval épouvantablement morveux pendant vingt ou vingt-cinq jours, lorsqu'il fut pris de frissons, de céphalalgie extrême, etc., enfin des symptômes de la morve. Il n'est pas prouvé qu'il avait été contagionné dès le premier jour (3).

Le sieur X..., carrier fort robuste, possédait un cheval entier qu'il faisait travailler beaucoup. Le 14 mars 1864, ce cheval fut présenté à M. Legland, vétérinaire, qui le déclara suspect de morve, et engagea le sieur X... à le tenir isolé. Le 20 mars, la morve était confirmée, et l'animal abattu dans la soirée. Le 28 du dit, le sieur X... commença à éprouver les premiers symptômes de la morve : inappétence, céphalalgie, douleurs dans le bras gauche, plus tard la morve se confirma, et le malade succomba le 30 mai.

On voit donc, d'après ces quelques faits, que l'incubation de la morve chez l'homme n'a jamais dépassé un mois.

---

(1) M. H. Bouley. *Recueil* de 1850.
(2) *Recueil* de 1854.
(3) *Recueil* de 1861.

Transmission de la morve de l'homme au cheval et à l'âne.

—

DURÉE DE SON INCUBATION

Je vais énumérer quelques cas de morve observés sur le cheval et sur l'âne à la suite de l'inoculation du pus morveux de l'homme. Vous verrez que jamais l'incubation n'a été longue. Un petit nombre de jours ont suffi pour voir apparaître des signes de réussite de l'inoculation. Ces expériences, en petit nombre, n'ont été faites que pour s'assurer si c'était bien la morve qu'on voyait sur l'homme.

Premier fait. — Coleman inocula à un âne le pus pris sur un élève vétérinaire qui venait de succomber de la morve. « La morve et le farcin en furent les résultats, et l'animal mourut le douzième jour après l'expérience » (1).

Un autre âne inoculé « avec la matière fraîchement écoulée, mourut de la morve et du farcin le quatorzième jour. »

Un soldat sarde, employé à panser des chevaux morveux, succomba à des tumeurs farcineuses. Le pus de ce cavalier fut inoculé à un cheval de six ans; il s'ensuivit le farcin, qui, abandonné aux efforts de la nature, ou mieux à ceux de la constitution du malade, dégénéra en morve. Ce cheval fut abattu complétement morveux, avec « une collection purulente dans les sinus zygomatiques, frontaux, sphénoïdaux et ethmoïdaux (2).

Un nommé Bâtisse (Jean), âgé de vingt et un ans, sourd-muet de naissance, entra à l'Hôtel-Dieu le 18 février 1839, pour une maladie que, tout de suite, on supposa être la morve aiguë. Le diagnostic était exact, Bâtisse succomba le 22 février, de cette maladie. Le 21, le pus d'un abcès

(1) *Journal de Médecine vétérinaire théorique et pratique*, par M. Dupuy, 1838.

(2) *Recueil* de 1852.

de ce malade fut inoculé à un cheval bien portant qui présenta les premiers signes de la réussite de l'inoculation le 25 février, et succomba le 10 mars de la morve chronique.

Un autre cheval, inoculé le 21 février également, avec le flux nasal du même malade, présenta, dès le 24, un léger engorgement des ganglions de l'auge et mourut subitement le 20 mars, parfaitement morveux, mais pas de la morve probablement (1).

Une femme succombe, à l'Hôtel-Dieu de Lyon, à une maladie ressemblant beaucoup à l'affection farcino-morveuse de l'espèce humaine. Le médecin traitant, M. Tessier, supposant un cas de morve spontanée chez cette femme, invita à la visiter M. Lecoq, alors directeur de l'École vétérinaire de Lyon, plus tard inspecteur général des Écoles vétérinaires. Parce qu'il n'y avait ni jetage, ni glande, M. Lecoq n'osa se prononcer, mais il proposa à M. Tessier, pour lever ses doutes, d'inoculer à un cheval le pus de la malade. L'inoculation fut faite à la lèvre supérieure et à la joue droite. Du 21 juin au 1er juillet, ce cheval présenta successivement tous les symptômes de la morve, et succomba épuisé par la maladie qui, vers la fin, avait déterminé une fièvre très-intense. A l'autopsie on rencontra toutes les lésions de la morve (2).

Transmission par inoculation de la morve d'un solipède à un autre, âne et cheval.

DURÉE DE SON INCUBATION

Je ne citerai pas toutes les expériences qui ont été faites pour prouver que la morve est contagieuse ; je me con-

(1) *Recueil* de 1839, MM. Nonat et Jean Boulley.
(2) *Recueil* de 1852.

tenterai d'un assez grand nombre, afin de bien établir que l'incubation est de courte durée, et cela admis forcément, parfaitement accepté par les contagionistes exclusifs, je serai forcé d'en tirer quelques conclusions très-désavantageuses pour eux, favorables par conséquent à ceux qui admettent le développement spontané de la morve chez le cheval, l'âne et le mulet.

Il est inutile de leur demander, aux contagionistes purs, si les expériences de Gohier, Renault, Delafond, etc., de MM. H. Bouley, Lafosse, Chauveau, Saint-Cyr, etc., sont dignes de foi. Il est hors de doute qu'ils les acceptent toutes, avec toutes leurs conséquences, quelque défavorables et gênantes qu'elles soient.

A tout seigneur tout honneur. Je commence par les plus anciens.

Gohier d'abord, que je copie dans la police sanitaire de M. Delafond.

« *Première expérience.* — Anon de quatre mois. Injection dans les naseaux d'une demi-verrée d'une matière du jetage d'un cheval morveux au troisième degré. Le troisième et le quatrième jour engorgement des glandes ; flux léger par les narines... mort le onzième jour. » Parfaitement morveux.

« *Quatrième expérience.* — Anon de cinq mois. Introduction dans les naseaux de la matière du jetage d'un cheval morveux au dernier degré. » Jetage, chancres et glandes les jours suivants. « Mort le dixième jour. Autopsie : tous les viscères sont sains, moins la nasale qui est couverte de chancres. »

« *Cinquième expérience.* — Anon de six mois. Pendant trois jours, introduction dans le nez d'un tampon d'étoupe imprégné de morve provenant d'un cheval morveux dont Gohier n'indique pas l'état. » Premier symptôme le cinquième jour, mort le quatorzième.

Troisième expérience. — Cheval inoculé avec la matière du jetage de l'ânon inoculé, faisant le sujet de la première expérience. « Le neuvième jour, glandes et chancres avec flux nasal ; » le trente et unième jour, apparition du tétanos ; mort.

Gohier fit les expériences qui précèdent en 1809 ; à cette époque on ne connaissait pas la morve aiguë (Delafond).

Sixième expérience. — Un cheval âgé de seize à dix-huit ans reçoit en dépôt, sur la pituitaire, le jetage d'un cheval morveux. Le quatrième jour, il est légèrement glandé ; le dix-huitième, il a des chancres ; il meurt le vingtième.

Deuxième expérience. — Une jument de douze ans est inoculée avec du jetage de morve, comme le précédent. Le neuvième jour, elle présente des chancres, un léger engorgement des ganglions et un peu de jetage ; elle succombe le vingt-neuvième.

Un âne est attaché avec un licol et recouvert d'une couverture ayant l'un et l'autre servi à des hevaux morveux. Le cinquième jour, chancres sur la pituitaire, tuméfaction considérable des ailes du nez ; dyspnée suffocante ; mort le sixième jour.

M. Gérard a publié, dans le *Recueil* de 1827, des exemples de contagion de la morve : « Quatre chevaux affectés de morve, deux atteints de farcin furent placés dans une écurie avec quatre chevaux de réforme en bon état ; tous les jours et à l'aide d'un pinceau on introduisait de la matière du jetage dans les naseaux. Le trente-deuxième jour, trois de ces chevaux devinrent morveux et le quatrième farcineux ; tous furent abattus, et on rencontra les lésions appartenant à la morve. » L'inoculation aurait donc duré trente-deux jours, en admettant que la morve ait été inoculée le premier jour de l'expérience, ce qui est possible, mais pas probable, du moins pour tous les quatre, quand on se rappelle les expériences semblables mais négatives de M. Delafond. Il n'est pas défendu de croire que ces quatre chevaux présentèrent les premiers symptômes de la morve ou du farcin, bien avant le trente-deuxième jour.

Néanmoins, pour vous faire la part belle, j'admets que, pour les quatre sujets d'expérience en question, l'incubation a été de trente-deux jours.

A plus loin les conclusions.

EXPÉRIENCES DE MM. BEUGNOT ET BERTHONNEAU (1)

Un cheval guéri du farcin depuis un mois et demi, reçoit le virus morveux au moyen de quatre piqûres faites au pourtour des narines. Trois jours après il était glandé, et le dix-huitième jour il ne présentait aucun symptôme de morve.

Un deuxième cheval, inoculé le 15 novembre 1834, présenta des glandes le 24; elles diminuèrent peu à peu et finirent par disparaître complétement.

Un troisième reçut dans une plaie sous-cutanée un tampon d'étoupe imbibé de jetage morveux. Six jours après il présentait des glandes qui finirent par disparaître.

Un cheval très-poussif, bien éveillé et vigoureux, fut inoculé avec le virus de la morve aiguë pris sur un cheval. Les effets ne furent pas longtemps à se déclarer. Cinq jours après il succombait à cette maladie, et l'autopsie démontra l'existence des lésions caractéristiques de la morve aiguë (2).

Le 25 janvier 1838, Duthreil introduisit dans le sinus ethmoïdal gauche d'un cheval de neuf ans, un demi-gros à peu près de matière de morve. « Dans l'espace

---

(1) *Recueil* de 1835, p. 246.
(2) *Recueil* du 1839.

de douze jours, ce cheval devint fortement glandé à gauche (1). »

Un cheval fut inoculé avec le pus d'un autre emporté rapidement de la morve aiguë. Le 2 mai, les piqûres étaient le siége d'un engorgement qui annonçait infailliblement l'action virulente du produit inoculé. « Du 2 au 13 mai apparurent successivement tous les symptômes de la morve aiguë, et l'autopsie, faite le 14, ne laissa aucun doute sur la valeur du diagnostic porté pendant la vie. Ce cheval succomba évidemment à la morve aiguë (2). »

Le jetage d'un cheval atteint de la morve chronique fut appliqué seulement sur la pituitaire intacte d'un âne en bonne santé. Cet animal donna des signes de morve le lendemain, et mourut le dixième jour de cette maladie (3).

Un cheval fut abandonné à l'École d'Alfort. On lui inocula le virus de la morve aiguë entée sur la morve chronique. Au troisième jour, les plaies de l'inoculation étaient gonflées et les vaisseaux lymphatiques engorgés. Quinze jours après l'animal jetait et était glandé. Il fut abattu, et dans les sinus on trouva la collection purulente caractéristique de la morve aiguë (4).

EXPÉRIENCES DE M. RENAULT SUR LA MORVE

Les animaux que M. Renault inocula étaient parfaitement sains. Le virus était déposé sous l'épiderme. Treize chevaux furent inoculés avec le virus morveux, tous succombèrent ; le premier, dans douze jours ; le deuxième, dans huit jours ; le troisième, neuf jours après l'inoculation ; le quatrième, le septième jour ; le cinquième, le neuvième jour, et le sixième, six jours après ; le septième

---

(1) *Recueil* de 1839.
(2) *Recueil* de 1840. MM. Renault et H. Bouley.
(3) *Recueil* de 1841, M. Rainard.
(4) *Recueil* de 1843, M. Bouley.

fut sacrifié au bout de vingt jours, alors qu'ils présentait tous les symptômes de la morve aiguë; le huitième mourut le vingt et unième jour; le neuvième, le septième jour, et le dixième fut sacrifié dix-huit jours après l'inoculation; il était bien morveux; enfin le onzième succomba le quinzième jour; le douzième, le quatorzième jour, et le treizième, le quatorzième jour également(1). « Un autre cheval, inoculé le même jour avec le virus du même cheval morveux, a présenté les symptômes de la maladie le cinquième jour (2) ».

Il en cite un autre qui mourut le soixante-seizième jour après l'apparition des premiers symptômes, et le quatre-vingt-unième après l'inoculation de la morve, c'est-à-dire après une incubation de cinq jours.

Un cheval fut mis en communication avec un autre atteint de morve et de farcin aigus; même on lui appliqua sur la pituitaire un morceau de papier couvert de jetage du deuxième cheval. Le cinquième jour, les symptômes de la morve aiguë apparurent (3).

Un autre cheval présenta également des symptômes de morve le cinquième jour (4).

Deux autres chevaux, inoculés de la morve par M. Barthélemy aîné, présentèrent, tous les deux, les premiers symptômes de la maladie inoculée le troisième jour. Le premier mourut le vingt-quatrième jour (5).

D'après des expériences faites par M. Renault, la viande des chevaux morveux communiquerait la morve, puisque sur neuf chevauxqui déglutirent par force des quantités minimes de jetage ou de pus provenant de chevaux morveux, six furent abattus pour morve. Il est bon d'ajouter que des expériences semblables, faites par M. Liautard, ont donné des résultats négatifs; et M. Decroix a mangé

(1) *Recueil* de 1849.

(2) *Recueil* de 1850, M. Barthélemy aîné.

(3) *Recueil de Médecine vétérinaire*, M. Barthélemy aîné.

(4) *Recueil de Médecine vétérinaire*. M. Barthélemy aîné.

(5) *Recueil de médecine vétérinaire*. M. Barthélemy aîné.

et fait manger impunément de la viande de plusieurs chevaux morveux (1).

M. Lafosse a inoculé avec succès six fois la morve aiguë et vingt et une fois la morve chronique. La durée de l'incubation a été de quatre à vingt jours, comme dans les expériences de Gohier (2).

J'arrive aux expériences de M. Saint-Cyr, lesquelles tendent à prouver que la morve chronique, même sans lésions aiguës, est parfaitement inoculable, contagieuse.

Première expérience. — « Une jument âgée de sept ans, appartenant au 15ᵉ régiment d'artillerie, est envoyée à l'École vétérinaire pour cause de morve. » Du 14 mars au 11 mai 1861, son état général n'éprouve que de faibles changements. A l'autopsie on rencontre toutes les lésions de la morve. Le 12 mai, un âne est inoculé avec le pus chancreux de la jument citée ci-dessus. Les 13 et 14 on n'observe aucun changement ; le 15, il y a beaucoup de fièvre ; le 16, une corde farcineuse apparait. La mort arrive dans la nuit du 16 au 17. L'autopsie montre les lésions de la morve, avec de petites taches ecchymotiques. Incubation de cinq jours.

Deuxième expérience. — Le 4 novembre 1862, deux ânes sont inoculés, « le premier avec le jetage recueilli à l'orifice des naseaux » d'une jument pleine de vie apparnant au 2ᵉ lanciers ; « le second avec le pus pris sur les chancres de la pituitaire, aussitôt après la mort de ladite jument. » Les deux ânes succombent morveux les 13 et 15 novembre. Neuf et onze jours d'incubation.

Troisième expérience. — Encore deux ânes sont inoculés, de la même manière, le 7 avril 1862, l'un avec le jetage, l'autre avec le pus chancreux d'une jument appartenant au 2ᵉ dragons. Tous les deux succombèrent aux

(1) *Recueil de médecine vétérinaire.* M. Barthélemy aîné.
(2) *Pathologie vétérinaire*, t. III, 2ᵉ partie, p. 978.

suites de l'inoculation dans la nuit du 15 au 16 avril. Huit et neuf jours d'incubation.

Quatrième expérience. — Un cheval du 2ᵉ lanciers est abattu pour morve le 2 mai 1861. Un âne vieux, mais vigoureux, est inoculé le même jour avec le pus pris sur les chancres de ce cheval. Le 7 mai, l'âne mourut morveux. Cinq jours d'incubation.

Cinquième expérience. — « Le 15 février 1862, on sacrifie un cheval atteint de morve d'apparence chronique, appartenant au 8ᵉ dragons et séjournant dans nos hôpitaux depuis le 31 janvier. » « Le 15 février, j'inocule à un âne le pus pris sur les végétations fongueuses de la muqueuse des sinus, et j'avoue que, en la pratiquant, je doutais fortement qu'elle pût être suivie de la morve. Le 19 février, des signes non équivoques annoncent que l'inoculation a pris. » L'animal mourut dans la nuit du 21 au 22. A l'autopsie on rencontre dans les deux poumons « une énorme quantité de tubercules, dont la grosseur varie depuis celle d'un petit pois jusqu'à celle d'un œuf de pigeon, tous entourés d'une auréole inflammatoire très-belle, etc. » Sept jours d'incubation.

Sixième expérience. — Deux ânes furent inoculés le 17 février 1863, avec le jetage et le pus des chancres d'une jument du 2ᵉ lanciers. Tous les deux succombèrent dans la nuit du 25, et l'autopsie faite immédiatement révéla toutes les lésions spécifiques de l'infection morveuse. Sept jours d'incubation.

Septième expérience. — Un âne est inoculé le 20 décembre 1861 avec le pus d'un cheval atteint de farcin chronique. Il mourut vingt-deux jours après l'inoculation. Les poumons étaient « littéralement farcis de tubercules morveux les mieux caractérisés qui se pussent voir ».

Huitième expérience. — Une jument abattue, pour morve et qui ne montra à l'autopsie que les lésions de la morve chronique type, servit à inoculer deux ânes, l'un le 13, l'autre le 16 janvier 1863. Le premier mourut le 23 ; le deuxième le 27. Tous les deux avaient la morve.

Neuvième expérience, faite par M. Liautard et communiquée à M. Saint-Cyr. — Une jument, dont les deux voisins et un autre cheval mis à sa place pendant quelque temps avaient été abattus pour morve, fut abattue à son tour, et comme elle présenta à l'autopsie très-peu de lésions de la morve, on voulut s'assurer si c'était bien elle qui avait transmis cette maladie. En conséquence, un vieux cheval fut inoculé avec un peu de pus pris dans la poche gutturale droite de ladite jument. « Quatre jours après, la plaie d'inoculation s'ouvrit et donna écoulement à un liquide sanieux ; un cordon lymphatique s'engorgea ; bientôt cet engorgement gagna l'auge ; les glandes, à leur tour, devinrent volumineuses, dures, adhérentes ; puis, un jetage s'établit par les naseaux, et finalement ce cheval fut abattu complétement morveux. A l'autopsie on rencontra toutes les lésions caractéristiques de la morve (1). »

Les expériences suivantes de transmission de la morve sont remarquables. Il s'agit d'abord d'un âne qui fut inoculé avec le pus pris sur la plaie d'un chien qu'on avait inoculé avec le virus morveux d'un solipède. L'inoculation, faite le 24 mars 1866, n'offrit rien à signaler jusqu'au 28. Dans la soirée de ce jour, les premiers symptômes apparurent et augmentèrent les jours suivants. Il y eut successivement jetage, glande, corde de farcin, tubercules, chancres sur la pituitaire, tuméfaction des narines, etc. L'animal succomba le 2 avril suivant.

---

(1) *Nouvelles études historiques, critiques et expérimentales sur la contagion de la morve, et spécialement de la morve chronique*, par M. F. Saint-Cyr, professeur à l'École vétérinaire de Lyon, 1864.

L'autopsie montra toutes les lésions de la morve aiguë.

« Un autre âne, inoculé le 16 avril dernier avec du pus pris sur un chien inoculé lui-même le 31 mars, a succombé sous nos yeux, le 21 avril, à la morve aiguë la mieux caractérisée (1). »

Nous pourrions joindre plusieurs observations à celles qui précèdent; nous ne le ferons pas.

Il me reste à faire connaître les inoculations que M. Chauveau a faites pour démontrer que le sérum, ou la partie liquide d'une humeur virulente, ne possède pas de virus, et que la partie solide, le plasma seul, composé de leucocytes, de globules muqueux, de grandes cellules proliférantes, de cylindres d'épithélium, de granulations libres, ou de cellules plus ou moins infiltrées de ces mêmes granulations, est en possession du virus morveux. Il n'y aurait donc que les éléments solides du pus morveux qui contiendraient le virus morveux, la partie inoculable, celle qui, seule, peut transmettre la morve. Les expériences de M. Chauveau prouveraient cela, ou, mieux, paraissent le prouver, car M. Colin, non moins habile expérimentateur, n'accepte pas les conclusions que M. Chauveau tire de ses expériences. Il ne croit pas que le virus n'existe jamais dans le sérum d'un liquide virulent, et se trouve par conséquent dans le plasma ou les éléments solides. On pourrait bien demander telle et telle chose à M. Chauveau, pour ébranler, ou renverser sa théorie, mais ce n'est pas l'occasion.

Voyons les résultats des inoculations qu'il a faites pour transmettre la morve d'un solipède à un autre.

1° Un cheval fut inoculé avec le liquide plasmatique. Les piqûres « se tuméfièrent le cinquième jour, et le huitième jour l'animal présentait tous les symptômes de la morve aiguë la plus intense, dont il fut permis, du reste,

---

(1) Expériences faites à l'École vétérinaire en 1865 et 1866, mises en ordre par M. Delarbeyrette, élève de quatrième année.

de constater, à l'autopsie, les lésions dans les cavités nasales et dans les poumons. »

2° Un âne fut inoculé avec l'eau dans laquelle l'agitation avait amené des leucocytes, ainsi que des granulations. Il « succomba en cinq jours à une morve sur-aiguë des plus malignes ». Un cheval inoculé avec « la matière morveuse complète, plasma et corpuscules » provenant de l'âne cité ci-dessus, présenta « au bout de douze heures », à chaque piqûre, le travail inflammatoire spécifique qui suit l'inoculation de la morve. Il devint tout à fait morveux (1).

D'autres inoculations, faites par le même expérimentateur, peuvent se résumer ainsi : 1° Un âne et un cheval sont inoculés avec les particules solides du pus morveux (« leucocytes, globules muqueux, glandes cellulaires proliférantes, cylindres d'épithélium, et granulations »). « On fait les inoculations à l'aide de la lancette, à la joue, par piqûres sous-épidermiques au nombre de six. Toutes deviennent presque immédiatement le siége du travail initial de l'infection morveuse » (2).

D'après les expériences qui précèdent, faites toutes par des hommes capables et dignes de foi, on est forcé de croire que la période d'incubation de la morve inoculée d'un solipède à un autre est de courte durée : trente-deux jours au plus, je vous les ai accordés, lorsqu'elle a été inoculée avec n'importe quel produit de l'animal morveux. Maintenant une question se présente. Le contagium morveux pénètre-t-il plus vite dans un organisme lorsque le virus est déposé sur une plaie superficielle faite par le grattage de l'épiderme, ou l'introduction de la lancette entre les deux membranes de la peau, que lorsqu'il pénètre par infection, avec l'air introduit dans les poumons, ou qu'il est absorbé lentement, par simple dépôt, sur la surface

(1) *Recueil* de 1868, p. 173.
(2) *Recueil* de 1869.

cutanée? Les expériences manquent pour résoudre complétement ce problème, mais il est permis de croire que l'inoculation directe produit plus rapidement et plus sûrement ses effets, que lorsque le virus est tout simplement déposé sur la peau. Il reste acquis, je crois, que d'une manière ou d'une autre que le virus morveux soit absorbé, il manifeste sa présence, n'importe la quantité introduite dans l'organisme.

Transmission par cohabitation de la morve d'un solipède à un autre.

DURÉE DE SON INCUBATION

Lorsqu'un cheval morveux est logé dans la même écurie que plusieurs chevaux sains, et qu'un de ces derniers devient morveux à son tour, on dit qu'il a été contagionné, qu'il a la morve de cohabitation. Assez souvent c'est impunément qu'un cheval atteint de morve reste au voisinage de chevaux bien portants, ses camarades de travail, d'écurie. Barthélemy aîné, Delafond, Bouley jeune, Renault, Descôtes de Sézanne, Louchard, etc., M. H. Bouley, etc., ont vu ou pu faire cohabiter sans danger aucun des chevaux morveux avec d'autres restés exempts de morve.

Voici les preuves de non-réussite de la cohabitation d'un cheval ou de plusieurs morveux avec un ou plusieurs chevaux sains :

« J'ai fait cohabiter un cheval sain avec un cheval affecté de la morve et du farcin aigus. Cette cohabitation a duré douze jours. Le cheval sain n'a présenté aucun symptôme de morve pendant plus d'un mois (1). »

---

(1) *Recueil* de 1849, p. 715. M. Barthélemy aîné.

« Ainsi, par exemple : voici un cheval sain que je plonge dans un foyer d'infection, que je place au milieu d'une masse de chevaux morveux, dans une écurie où ont habité longtemps des chevaux morveux, et cependant il ne contracte pas la maladie (1). »

En parlant des expériences qui furent faites à Lamirault, le même auteur s'exprime ainsi : « Savez-vous ce qui s'y passait? Pour donner le change au public, pour tromper le ministre surtout, on introduisait, comme morveux, au milieu de cet immense foyer d'infection, un certain nombre de chevaux *sains* qui y séjournaient deux ou trois mois, et même plus; et, au bout de ce temps, on les en faisait sortir comme guéris. Ils avaient donc pu cohabiter si longtemps avec une pareille masse de chevaux morveux et ne pas contracter la morve (2) ».

Delafond avoue n'avoir jamais pu transmettre la morve chronique par inoculation, et pas davantage par la cohabitation : « J'ai également soumis à une cohabitation qui a duré cinq mois, avec des chevaux atteints de morve chronique, d'autres chevaux de huit à dix ans, vigoureux et bien constitués ; je leur ai déposé de la matière, prise à l'orifice des cavités nasales ou sur les ulcérations elles-mêmes, sur la pituitaire, dans l'œil, etc., et les résultats ont encore été les mêmes, c'est-à-dire nuls (3) ».

« Pendant plus de trente ans, à ma connaissance, les eaux de la Seine ont été amenées dans cet établissement (les eaux clarifiées de Paris), au moyen d'une pompe que faisaient mouvoir douze à quinze chevaux atteints de morve chronique ou boiteux, tous logés dans une écurie basse et mal aérée. Eh bien ! durant ce long laps de temps, j'ai constaté que des chevaux boiteux, sains d'ailleurs, restaient des années entières dans ce foyer d'infection sans contracter la morve, et que des chevaux morveux, guéris spontanément,

(1) *Recueil* de 1849. M. Renault.
(2) *Recueil* de 1849, p. 895.
(3) *Recueil* de 1849, p. 647.

reprenaient leur service de ville et le faisaient longtemps sans donner le moindre signe de maladie (1) ».

Quant aux faits de non contagion à la suite d'une cohabitation plus ou moins longue, cités par M. Descôtes, de Sézanne, il faut lire dans le *Recueil* de 1849 l'analyse qu'en a donnée M. Riquet, et dont il fut fait lecture à la Société centrale vétérinaire, en 1849.

Enfin, pour finir, ces paroles de M. H. Bouley : « Tandis qu'il est difficile, et pour nous à l'École impossible, d'obtenir des exemples de transmission de morve (chronique bien entendu), soit par inoculation, soit par cohabitation (2) ».

Comme je ne veux pas seulement vous donner des faits déjà connus, mais encore des faits nouveaux recueillis par moi, il y a plus ou moins longtemps, je vais vous citer deux cas seulement où la morve ne s'est pas développée, quoique les deux chevaux dont il s'agit soient restés exposés fort longtemps à un foyer éminemment contagieux, propre à donner la morve.

N° I. — Le premier, que je désignerai par le n° 1, fut envoyé à une École vétérinaire comme douteux ; il y resta environ un mois, à côté d'autres chevaux qui furent tous abattus comme morveux. L'autopsie prouva qu'ils l'étaient parfaitement. Lui en sortit indemne, très-sain, après avoir été en contact de tous les instants avec le virus morveux, dans une atmosphère chargée du même virus comme il n'est guère possible de s'en faire une idée, et dans une écurie qui avait vu défiler des centaines de chevaux morveux sous toutes les formes. On ne me dira pas qu'il avait la morve interne, cachée, la morve pulmonaire, puisqu'à l'autopsie, qui eut lieu quelque temps après, on ne trouva que les lésions de la péritonite chronique, avec une ascite considérable. Rien dans les poumons.

(1) *Recueil* de 1849, p. 702.
(2) *Recueil* de 1843, p. 112.

N° II. — Le deuxième sujet a vécu pendant plus d'un an dans une écurie constamment habitée par un ou plusieurs chevaux suspects d'abord, finalement abattus de la morve. Il a été en contact direct, à l'écurie comme à la promenade, avec des chevaux morveux au suprême degré, lesquels à l'autopsie avaient les poumons farcis de tubercules de toutes les grosseurs, depuis un gros œuf de pigeon jusqu'à un petit pois. Eh bien ! ce malheureux animal, condamné à vivre ainsi à cause d'un jetage intermittent, non adhérent, n'a jamais présenté aucun symptôme de morve ni de farcin.

Il est donc certain que tous les chevaux ne sont pas aptes à devenir morveux.

Voyons maintenant les cas de morve qui se sont développés après un contact plus ou moins prolongé, et dont on a connu par conséquent la période d'incubation d'une manière certaine. Je commence par les plus anciens.

Premier cas. — Le 16 janvier 1825, on amena à l'École d'Alfort un cheval atteint de morve et de farcin. Le 22, on plaça un baudet à côté de lui. Le 26, ce dernier animal commença à jeter ; le 27, il était glandé ; le 28, il ne pouvait se tenir debout ; il mourut le même jour. L'autopsie prouva qu'il était morveux (1).

Deuxième cas. — Une jument morveuse mit bas, le 5 mars 1826, un fort beau poulain parfaitement sain, exempt de tout symptôme de morve. Il ne quitta pas sa mère, bien entendu ; le 12 dudit mois il se mit à jeter par le naseau droit, et une petite glande se montra dans l'auge du même côté. Il succomba le 19, à la morve (2).

Troisième cas. — M. L... possédait un cheval atteint de glande et jetage. Pendant le traitement, un autre cheval « de race normande..., jouissant d'une santé parfaite,

---

(1) *Journal vétérinaire*, publié par MM. Dupuy et Vatel.
(2) *Journal vétérinaire*, publié par MM. Dupuy et Vatel.

fut déposé dans la même écurie. A partir de son entrée, il fut comme les deux autres l'objet d'un examen quotidien, et le septième jour, je m'aperçus que le ganglion gauche était légèrement engorgé et douloureux (1) ».

« Une jument anglaise de pur sang, âgée de trois ans et demi, malade depuis fort longtemps », devint enfin morveuse. Plusieurs chevaux habitaient la même écurie ; trois d'entre eux étaient logés dans des boxes peu éloignés de celui occupé par la jument en question. Aussi longtemps qu'on réussit à empêcher tout contact entre elle et ses voisins, ceux-ci ne présentèrent aucun symptôme de morve ; mais le jour où l'un deux se mit en contact avec la malade, en lui flairant les naseaux à travers la porte grillée de son box, la morve éclata sur cet imprudent voisin. Un contact de quelques instants suffit pour la transmission de la morve dont les premiers symptômes apparurent le lendemain et se terminèrent par la mort, sept jours après (2).

Premier fait. — Un poulain qui avait cohabité avec des chevaux morveux, « est vendu à un fermier demeurant à 4 lieues du domicile du vendeur. Ce cheval est placé parmi quatre chevaux bien portants ; cinq jours après il a la morve, et les quatre chevaux du malheureux acheteur contractent la morve et en meurent. »

Deuxième fait. — Un âne et un mulet séjournent seulement douze heures dans l'écurie d'un maître de poste qui avait des chevaux morveux, « huit jours après ils meurent de la morve aiguë. »

Quatrième fait. — « Un cheval est acheté au marché par un propriétaire de Saint-Mandé, possesseur de deux chevaux ; il est placé avec deux chevaux sains ; deux jours après, le cheval acheté présente les symptômes de la morve aiguë ; dix jours après, les deux chevaux qui avaient cohabité deux

---

(1) *Recueil* de 1837, p. 169.
(2) *Recueil* de 1838, M. Caramija.

jours et deux nuits avec le cheval morveux sont atteints de la morve aiguë. Le cheval est revendu à un malheureux voiturier qui possédait deux chevaux, et dix jours après ils avaient la morve (1) ».

Un roulier achète un cheval affecté d'un catarrhe pulmonaire chronique (ou soi-disant) du côté gauche, et jetait pendant le travail seulement. Environ vingt jours après que ce cheval eut cohabité avec dix-huit autres chevaux, la morve se déclara sur deux d'entre eux. Je veux vous faire la part belle, ô contagionistes exclusifs ! je vous accorde que cette fois il y a eu vingt jours d'incubation (2) ».

Deux fois, à des époques différentes, les deux chevaux du même attelage ont contracté la morve chronique dans un laps de temps qui a varié de dix à vingt jours (3).

En 1819, M. Cosson, vétérinaire, introduit un cheval morveux au milieu de trois chevaux sains, et l'y laisse pendant vingt-quatre heures seulement. « Peu de temps après les deux voisins contractent la morve aiguë » (4).

Un poulain bien portant est mis auprès d'une jument morveuse. Le onzième jour il présente les premiers symptômes de la morve (5).

Un propriétaire possédait trois chevaux. L'un deux est atteint subitement de la morve aiguë. On isole immédiatement ses deux voisins qui deviennent morveux quand même cinq jours après. Quelques jours plus tard, un autre cheval est placé pendant quelques heures seulement dans l'écurie où la morve avait éclaté sur les chevaux cités ci-dessus. Deux jours après il était atteint de la morve aiguë (6).

Un cheval n'ayant pas de chancres fut placé à côté d'un autre âgé de quatre ans, qui contracta la morve au bout

---

(1) *Recueil* de 1839. M. Royer, ou mieux M. Delafond.
(2) *Recueil* de 1839, p. 615. M. Dutreilh.
(3) Compte-rendu de Lyon. *Recueil* de 1843.
(4) M. Delafond. *Police sanitaire.*
(5) M. Delafond. *Police sanitaire.*
(6) Faits recueillis par M. Rigot.

de peu de temps. Ce dernier communiqua la morve à une jument qui avait cohabité avec lui. Au bout de deux mois elle était morveuse. Bien entendu qu'elle avait présenté des symptômes de morve bien avant (1).

Un maître de poste fait abattre un cheval reconnu morveux par Hurtrel. Le voisin de ce cheval est mis à part, au bout de six semaines « il offre un commencement de morve (2) ».

Un cheval et une mule, achetés pour remplacer deux chevaux morveux, deviennent glandés au bout de huit jours (3).

Un roulier avait quatre chevaux tous morveux. Gohier les examina et apprit que l'un de ces chevaux avait été acheté ayant des symptômes de morve, environ un mois avant. Cela ne permet pas de supposer que l'incubation avait duré un mois (4).

Je continue par citer les faits rapportés par Hurtrel d'Arboval.

1° Deux juments mises en contact avec des chevaux morveux contractèrent la morve; les premiers symptômes se montrèrent le dixième jour sur l'une, le douzième sur l'autre.

2° De deux ânes placés dans les mêmes conditions que les deux juments, l'un devint morveux le trente-deuxième jour, l'autre resta sain. Cette fois encore cela ne fait pas trente-deux jours d'incubation.

3° Une ânesse qui avait porté des objets d'écurie ayant servi à des chevaux morveux, présenta des symptômes de morve bien marqués le quatrième jour.

4° Plusieurs animaux qui avaient reçu par transfusion

---

(1) Hurtrel d'Arboval. *Dictionnaire*, 2e édit., t. IV.
(2) Hurtrel d'Arboval. *Dictionnaire*, 2e édit., t. IV.
(3) Hurtrel d'Arboval. *Dictionnaire*, 2e édit., t. IV.
(4) Hurtrel d'Arboval. *Dictionnaire*, 2e édit., t. IV.

au moins un kilogramme et demi de sang provenant d'animaux morveux, ne furent nullement affectés de la morve, mais succombèrent du premier au cinquième jour de la transfusion. Il est certain que ceux-là moururent morveux; seulement ils succombèrent à la morve interne. On peut leur appliquer la réflexion suivante de M. H. Bouley : « Combien d'animaux meurent dans la fièvre d'incubation, qui ne présentent, à l'autopsie, d'autres lésions que quelques abcès disséminés dans les poumons, quelques pustules à la surface de la membrane malade (1) » !

5° Un poulain de trois mois fut placé à côté d'une jument ayant la morve purulente (2ᵉ degré). Au bout de onze jours il se mit à boiter du membre postérieur gauche; quatre jours après il était glandé. Enfin il succomba suffoqué (2).

6° Un cheval sain fut déposé dans l'écurie qu'habitait un cheval morveux en traitement. Le septième jour on s'aperçut que le ganglion gauche était légèrement tuméfié et douloureux (3).

7° Un poulain fut sacrifié après quinze ou vingt jours de durée de sa maladie; un autre, qui avait vécu avec lui au pâturage et à l'écurie, dut être abattu pour morve quelques jours après la mort du premier (4).

Un cheval de carrosse est ramené de la campagne; peu de temps après il devient morveux; son compagnon le devint aussi environ un mois après (M. Leblanc, cité par Hurtrel).

« Un médecin de Paris, possédant deux bons chevaux en bon état, bien nourris, travaillant peu, achète un cheval; celui-ci se glande, jette ensuite par une narine et devient morveux; la morve est d'apparence chronique; les deux

---

(1) *Recueil* de 1843.
(2) Hurtrel d'Arboval. *Dictionnaire*, 2ᵉ édit., t. IV.
(3) Hurtrel d'Arboval. *Dictionnaire*, 2ᵉ édit., t. IV.
(4) Hurtrel d'Arboval. *Dictionnaire*, 2ᵉ édit., t. IV.

autres chevaux ne tardent pas à présenter des symptômes de morve et à être sacrifiés à leur tour.

Une jument morveuse est reconnue en état de gestation très-avancée. On la conserve. Après un mois, elle mit bas un poulain qui, le jour de sa naissance, paraissait en bonne santé ; mais, en moins de huit jours, il fut atteint une morve chronique bien caractérisée. Devons-nous rapporter ce cas à la contagion ou à l'hérédité (1) ?

Delafond, qui n'a pu transmettre la morve à quinze chevaux en injectant la matière du jetage dans les cavités nasales et même dans la trachée, s'exprime ainsi :

« Par cohabitation, 36 solipèdes dont 1 âne, 10 mulets et 25 chevaux, ont été atteints de la morve chronique, positivement constatée sur tous pendant la vie et sur 8 après la mort. La durée de cette cohabitation a varié de trois jours à trois mois et demi. Le temps d'incubation de la maladie n'a pas toujours été bien spécifié. Cependant, sur 8 mulets, il a été de trois à onze jours, et sur 1 cheval de trois jours seulement. Tous ces animaux sont morts ou ont été abattus ; 4 ont présenté, à l'autopsie, les lésions de la morve aiguë et celles de la morve farcineuse (2) ».

A la ferme de Lamirault, des expériences parfaitement concluantes furent faites aux dépens de l'État, sur la contagion de la morve chronique : 10 chevaux sains furent intercalés entre 10 morveux ; sur les dix, 9 devinrent morveux. « L'apparition des premiers symptômes eut lieu de très-bonne heure. Quelques-uns des commissaires se rendirent à la ferme dix-sept jours après le commencement de l'expérience, et déjà 6 chevaux présentaient des symptômes de morve. Mais l'apparition des premiers symptômes était antérieure au dix-septième jour (3) ».

Un étalon, qui transmit la morve à plusieurs juments, « avait été placé seul dans un endroit où avait séjourné,

---

(1) M. Villate. *Recueil* de 1849.
(2) *Recueil* de 1849.
(3) Barthélemy aîné. *Recueil* de 1849.

pendant deux ou trois mois, un cheval sous le coup de la morve chronique et qui avait été sacrifié seulement quelques jours avant. » C'est après quinze ou vingt jours de séjour dans ce local infecté que les symptômes de la morve éclatèrent.

Un bourrelier chez qui on avait envoyé un cheval morveux pour être abattu préféra le conserver et l'utiliser pour son service. Il le logea avec son baudet ; quinze jours après le baudet succombait aux atteintes de la morve aigüe (1) ».

M. Delorme, d'Arles. — *Premier cas.* — Un tâcheron du chemin de fer acheta, le 3 mai 1846, un cheval morveux, âgé de quatre ans, qu'on lui vendit comme gourmeux, et qui fut placé dans une écurie, où se trouvaient cinq mules ou mulets. Cet animal était en fort bon état, travaillait avec vigueur et courage, et paraissait bien portant. Sans le jetage il aurait passé pour être en très-bonne santé. Dès le 19 mai, une mule, sa voisine, « âgée de cinq ans, qui avait été placée dans l'écurie à côté du cheval, fut atteinte d'un engorgement œdémateux du jarret droit. (C'était la morve qui débutait.) Elle était, en outre, inquiète, elle ne mangeait pas, sa tête paraissait lourde et pesante. » Dans la journée du 20, elle présente les premiers symptômes de la morve aiguë ; elle expira le 21. L'autopsie du cheval démontra qu'il était morveux. Nous mettrons, si vous voulez, seize jours d'incubation.

Deuxième cas. — Le 27 février 1849, trois chevaux furent conduits à un relais de poste. L'un d'eux se trouva suspect et fut isolé tout de suite, mais il était resté pendant vingt-quatre heures le voisin d'un ancien cheval de service et parfaitement sain. Le 23 mars, ce dernier cheval montra un peu de raideur dans le membre postérieur gauche ; il y avait un léger engorgement à la face interne de la cuisse.

(1) M. Anginiard fils. *Recueil* de 1849.

Les jours suivants, les symptômes s'aggravèrent beaucoup, enfin la morve aiguë amena la mort. Cela fait vingt-six jours d'incubation.

Troisième cas. — Un cheval et plusieurs mules habitaient la même écurie. Le premier devint morveux. Quelques jours après, une des mules, séparée du cheval par toutes les autres, succomba à la morve aiguë.

Il demeure acquis, je crois, que la durée d'incubation de la morve transmise par cohabitation a été souvent assez courte, elle a duré depuis vingt-quatre heures une fois, jusqu'à quarante-deux jours et même deux mois, s'il faut s'en rapporter à un seul fait cité par Hurtrel d'Arboval. Il est vrai que la jument en question fut reconnue morveuse deux mois après avoir été en contact avec un cheval mort de la morve aiguë, mais cela ne veut pas dire que les premiers symptômes ne se firent pas remarquer bien longtemps avant. Je vous accorde donc deux mois francs, ô contagionistes exclusifs! J'admets aussi que pendant ces soixante jours elle n'a pas été en contact avec un autre cheval morveux, ayant la morve avec des symptômes, ou la morve cachée, sans symptômes extérieurs. Je vous accorde ce que vous me refuseriez hardiment, ce que vous ne m'accorderez pas plus loin, lorsque je vous donnerai comme spontanés des cas de morve survenus deux, trois, six et dix mois après le dernier cheval abattu. Je sais bien que vous vous en tirerez, avec des mais et des si, il a été ou il a dû être, etc., etc.; mais, néanmoins, vous ne vous en tirerez pas complétement convaincus d'avoir raison.

Morve cachée.

C'est le dernier refuge des contagionistes exclusifs. Lorsque vous leur citez un cas de morve spontanée pour vous tout au moins, ils ne manquent pas de dire : « La contagion seule faisant développer la morve, votre cheval a dû être en contact avec un animal atteint de la morve latente, cachée. » C'est une manière excellente d'avoir toujours raison, car il est bien évident que jamais personne ne pourra affirmer qu'un cheval devenu spontanément morveux n'a jamais été à portée d'un autre atteint peut-être de la morve latente. Si on admettait un pareil raisonnement, si même les contagionistes purs le croyaient fondé, il faudrait prendre des précautions ridicules et puériles pour examiner le premier cheval venu.

A ce compte, on ne serait jamais sûr de ne pas acheter un cheval morveux; bien certainement quelques-uns pousseraient l'investigation jusqu'à demander au propriétaire d'un animal en vente : « Votre cheval n'a jamais été en contact avec un cheval morveux sans symptômes ? Lui-même a peut-être la morve latente ? »

On en arriverait pourtant à cela ; et rien ne me prouve qu'un contagioniste pur, exclusif, n'a pas été aussi loin.

Ils se retirent, les contagionistes exclusifs, derrière la supposition d'un animal atteint de la morve cachée qui aurait contaminé les autres, et à cela, disent-ils, il n'y a rien d'étonnant puisque des faits sont là pour le prouver.

Voyons-les ces faits :

M. H. Bouley a dit : « Combien d'animaux meurent dans la fièvre d'incubation, qui ne présentent à l'autopsie d'autres lésions que quelques abcès disséminés dans le poumon, quelques pustules à la surface de la membrane malade ! »

Mais cela ne concerne que les animaux sous le coup de la morve aiguë, abattus, faibles, incapables de travailler, malades depuis quelques jours et ne pouvant rien contaminer, parce qu'on se doute qu'ils couvent la morve et qu'on la sait en incubation à la suite d'inoculation.

Des expériences faites par Renault sur l'absorption du virus morveux, il appert ceci : « Il (Renault) insiste à cette occasion sur ce fait important et qui n'est pas suffisamment connu et vulgarisé dans la science, à savoir : que la morve aiguë peut fort bien exister sans qu'aucune lésion, et partant qu'aucun symptôme se montre du côté des cavités nasales. Alors, il n'y a d'altérations appréciables que dans les poumons et dans quelques parties du système lymphatique et ganglionnaire général. Mais, le plus souvent, les lésions propres à la morve aiguë se montrent dans les cavités nasales et dans les poumons à la fois. Dans ce dernier cas, qui est le plus ordinaire, il est digne de remarque que lorque les pustules, ulcérations ou collections purulentes sont très-abondantes dans les cavités nasales, les abcès métastatiques ou noyaux purulents de la morve aiguë sont rares et très-rares dans les poumons : tandis que lorsque les noyaux purulents sont en grand nombre dans l'organe pulmonaire, il n'y a que peu de lésions dans le nez (1). »

Cette fois encore il s'agit de la morve inoculée, et non de la morve de cohabitation :

« Un cultivateur de Dresse fit l'acquisition d'une jument qui depuis lors toussa continuellement sans offrir aucun symptôme de morve : au bout de dix mois environ elle était morveuse (2) ». C'est un joli cas de morve spontanée, ô contagionistes exclusifs ! et pas le moins du monde la morve latente. Mais cette morve latente, le vrai et le seul soutien des contagionistes exclusifs, quelle est-elle ? Il faut qu'elle soit bien fréquente pour qu'on puisse lui attribuer tous les cas de morve spontanée. J'ai vu un assez grand nombre de ces derniers, et je n'ai jamais rencontré la morve latente. Il faut bien ajouter que d'autres l'ont vue, et faire connaître ce que M. Lafosse, professeur à l'École de Toulouse, a écrit sur la morve du larynx, de la trachée, des bronches, et la morve de pulmonie. Ce professeur ne dit pas s'il a rencontré souvent ces formes de la morve, si elles sont commu-

(1) *Recueil* de 1849, p. 13.
(2) Hurtrel. *Dictionnaire*, 2e édit., t. IV.

nes. (A voir le silence des autres auteurs, il faut croire qu'elles sont rares.) Il est bien entendu que je ne parle que de la morve chronique latente, sans jetage, sans glande, sans chancre, compatible avec une bonne santé apparente, un embonpoint satisfaisant et surtout avec le travail. Je ne crois pas que cela existe ; même le cas de M. Ayrault, cité ci-après, ne rentre pas dans cette catégorie, car l'animal qu'il a observé jetait de temps en temps, était usé par le travail, avait toujours les yeux larmoyants et chassieux, et que, d'après Hurtrel, ce dernier symptôme s'observe dans la morve : « Dans la morve, on observe, en même temps que le jetage intermittent, le gonflement des os des sinus, leur motilité, et les yeux chassieux. » Il est probable que, si le sujet cité par M. Hurtrel avait travaillé, les vrais symptômes de la morve n'auraient pas tardé à se montrer.

Je reviens à M. Lafosse : « Morve du larynx, de la trachée et des bronches. Les lésions étant principalement localisées dans la muqueuse de ces organes, le jetage est presque toujours intermittent. M. Guyen a cité un exemple, mais sa conclusion est inexacte, lorsqu'il dit que la morve existait en l'absence des symptômes de la morve; il y avait au moins jetage intermittent. Les animaux toussent assez souvent; il n'est pas rare qu'il y ait une sorte de gargouillement pendant la dilatation et le resserrement du thorax; il peut disparaître après une quinte de toux suivie de jetage, pour reparaître lorsque le larynx est occupé de nouveau par du muco-pus. L'auscultation, en l'absence de gargouillement, fait souvent percevoir, à l'entrée de la poitrine, le long de la trachée ou au larynx, une sorte de bruit de râpe, au lieu du souffle doux normal. Alors, si les ulcères des cavités nasales manquent, il n'y a presque jamais d'engorgement des ganglions intermaxillaires; mais il existe aux gutturaux et à ceux de l'entrée de la poitrine. Lorsque la maladie est ancienne, il survient des ramollissements ou des ossifications en quelques parties du conduit aérien; souvent la trachée se déforme, elle s'aplatit latéralement ou de dessus en dessous; des collections purulentes, formées entre les membranes muqueuse et charnue, déterminent parfois un cornage à la longue intermittence. Les ulcérations sont assez souvent accompagnées d'hémoptisie pendant les quintes de toux. »

Morve de pulmonie. — « Dans cette variété, le poumon est principalement affecté. Une toux sèche d'abord, plus tard grosse et accompagnée d'expectoration, parfois provoquée par la seule percussion du thorax, l'irrégularité de la respiration, l'essoufflement, pendant l'exercice, la diminution, l'abolition même du murmure respiratoire; au déclin, des râles muqueux ou caverneux, un jetage de grosses masses muco-purulentes, caillebotées, parfois fétides; le dépérissement, le marasme, sont les phénomènes les plus caractéristiques. Souvent méconnue dans son principe, ou confondue avec la bronchite ou la pneumonite chronique, elle se transmet par contagion, parce qu'on néglige d'isoler les sujets qu'elle affecte. » Et ce sont ces chevaux atteints de la « morve latente qui n'ont ni jetage continu, ni ulcères apparents, ni glandes, mais qui toussent, jettent par intervalles, (ce sont là) ceux qui transmettent la morve par infection. » Pourtant les expériences de M. Renault, qui a fait respirer à des chevaux sains l'air expiré par des chevaux atteints de morve aiguë en les mettant en communication à l'aide d'un manchon en toile, allant de nez à nez, ces expériences prouvent, à n'en pas douter, que la morve aiguë ne se transmet pas par virus volatil, par infection. M. Ayrault, de Niort, a publié dans le *Recueil* de 1862 (p. 850) un fait très-remarquable de morve latente, interne, cachée, que peu de chose pouvait faire supposer. Voici le cas :

« Un fermier achète une jument usée par le travail, âgée de douze ans, sans glande ni chancre. De temps en temps, en buvant au timbre qui est dans la cour, s'échappait des narines un flocon albumino-purulent, sans adhérence; les ailes du nez ne sont jamais sales, les yeux sont toujours un peu chassieux et larmoyants. Je l'ai examinée plusieurs fois, et je n'ai connu son jetage intermittent que par les renseignements du propriétaire. »

Cette jument vivait avec les autres bêtes de la ferme, lorsque, environ six mois après son arrivée, une mule de quatre ans fut présentée à M. Ayrault pour une plaie sur les côtes gauches rebelle à toute drogue cicatrisante. De nouveaux soins n'amenèrent aucune amélioration, malgré le bon régime donné à l'animal. Au bout de cinq à six semaines, des boutons et des cordes de farcin vinrent aggraver la maladie ; plus tard, la morve et le farcin s'ensuivirent, et la mule fut abattue. D'autres juments ou mules succombèrent également de la morve ou furent abattues dans les mois suivants. Enfin, la jument de douze ans mit bas un poulain parfaitement sain, qui devint morveux un mois après. Cette fois, il n'y avait pas à hésiter, c'était bien la bête achetée depuis environ un an qui avait introduit la morve dans la ferme. Cédant aux conseils de M. Ayrault, M. X... se décida à la sacrifier, et il fit bien, comme le prouvent les lignes suivantes.

M. Ayrault : « A l'autopsie, j'ai trouvé cinq ou six boutons dans les sinus frontaux, un chancre cicatrisé dans le haut de la pituitaire ; les ganglions sous-glossiens sains, mais le poumon littéralement farci de tubercules. »

A l'époque où M. Ayrault publiait le fait précédent, j'étais loin d'être en garde comme aujourd'hui contre les chevaux qui toussent et jettent en même temps. Depuis déjà plusieurs années je suis plus prudent, plus en éveil ; aussitôt qu'un cheval tousse, il passe à l'infirmerie ; s'il jette en même temps, même d'une manière intermittente, il quitte encore bien plus vite l'escadron ou la batterie, et si à ces deux symptômes se joint la maigreur, avec une constitution débilitée, l'animal est isolé jusqu'à ce que le jetage disparaisse, tout au moins diminue beaucoup. Quelques cas de morve spontanée, observés sur des chevaux affaiblis, qui toussaient, avaient peu de force, m'ont mis sur mes gardes, et forcé d'agir ainsi.

Voici quelques chevaux qui ont présenté des symptômes graves et contre lesquels je me suis précautionné tout de suite.

N° III. — Jument normande, irritable, devenue méchante peu à peu, assez malmenée, et souvent mise à une diète forcée à cause de sa méchanceté, maigre, affaiblie, difficile à seller et à faire obéir. Tel était son état lorsque je la connus en 1868. Pour antécédents, j'ai recueilli les suivants. Le 15 décembre 1864, elle entra à l'infirmerie pour une bronchite légère, elle en sortit le 2 janvier 1865. Il faut croire qu'elle était assez mal rétablie à ce moment, et que sa convalescence avait été trop abrégée, car le 12 dudit mois on fut obligé de la mettre à l'infirmerie pour le même motif. Quel traitement supporta-t-elle pendant ces deux périodes ? Voilà ce que j'ignore, mais qu'il ne me serait pas difficile de deviner. Rendue à la batterie ou à l'escadron, peu importe, le 17 suivant, elle fut remise en service quelques jours après. Elle dut le faire assez mal. Du 13 au 22 juillet même année, elle séjourna à l'infirmerie pour une blessure à l'épaule droite. En 1869, son état général est piètre, elle est maigre, avec la peau collée sur les os fortement en saillie. Elle entre à l'infirmerie le 11 octobre pour un jetage peu adhérent, répandu tout autour et sur les ailes des deux naseaux, absolument comme s'il avait été expulsé violemment par une toux forte. Bien soignée et bien traitée, je dirai aussi, elle fut renvoyée le 27 dudit mois. Sa guérison ne se maintint pas longtemps, car, à la fin de novembre, on fut obligé de la reprendre pour le même jetage, la même maigreur. Plus méchante que jamais, frappant des pieds, il est certain qu'elle n'a pas souvent mangé sa ration. Pendant vingt-cinq jours elle fut laissée en repos et bien nourrie. Aussi le jetage disparut, pour apparaître encore le 10 février 1870. Cette fois il fut plus tenace, plus long à se tarir ; il fallut quarante jours d'un traitement excellent. Il faut dire que son mauvais état n'avait fait qu'empirer. Jamais elle ne présenta la plus petite glande, ni quelque chose de suspect sur la pituitaire. Elle eut pour voisins un assez grand nombre de chevaux, et jamais un seul ne présenta aucun symptôme de morve. Était-elle morveuse la malade en question ? Non, mais elle n'aurait pas tardé à le devenir ? Peut-être l'est-elle devenue ? Je l'ignore, car je l'ai perdue de vue depuis 1870.

N° IV. — Depuis longtemps, ce cheval jette abondamment d'une manière intermittente, par les deux naseaux, et aussi quelquefois par la bouche. Le jetage est épais, jaunâtre, presque caillebotté, expulsé après une quinte de toux, par gros flocons peu adhérents aux naseaux et aux lèvres, où il ne reste pas longtemps, car l'animal le prend avec sa langue et le mange aussitôt. La toux est grasse, assez forte, laryngienne, parfois comme étouffée. Il y a des années qu'il est affecté de toux avec jetage, sans glande ni chancre, sans engorgement visible des ganglions gutturaux ou de la poitrine, et jamais ses voisins n'ont présenté aucun symptôme de morve. Surveillé avec soin depuis le mois de février, il a présenté, dans l'année courante, les symptômes suivants : Dans les premiers jours dudit mois, il est mis indisponible et à part avec d'autres chevaux en mauvais état, maigres, fatigués, ayant besoin de repos, de se refaire tout autant que lui, réunissant, par conséquent, les conditions de constitution débilitée, de peu de résistance à la contagion, comme le disent les contagionistes exclusifs. Si ce cheval avait été morveux à cette époque, bien certainement il aurait contagionné ses voisins. Rien de pareil n'est arrivé. Le 22 février, il se met à jeter abondamment ; le jetage est blanc, très-légèrement jaunâtre et dispersé sur les ailes des deux naseaux, principalement du gauche. On le séquestre. 23, le jetage a bien diminué. 24, 25, à peine si on en aperçoit quelques filaments d'un gris jaunâtre sur les ailes des naseaux. 26, il s'écoule assez abondant par tous les deux. Pas d'autres symptômes ; appétit excellent. 28 et 1er mars, le jetage diminue progressivement avec la toux; l'animal reprend de l'embonpoint et des forces. 10 mars, plus de jetage, apparence extérieure annonçant la force et la santé. Sorti de l'infirmerie et mis disponible le 15 mars. 20 avril, on l'amène à la visite parce qu'il n'a pas d'appétit; il est certain qu'il paraît bien fatigué, du train de derrière surtout, qui vacille au trot comme dans l'effort de rein. Pas de glande et aussi pas de jetage à ce moment. Le lendemain et les jours suivants, le jetage est expulsé comme autrefois d'une manière intermittente, par gros flocons, par la bouche et les naseaux à la fois, ce qui est étonnant, mais je l'ai vu et en si grande quantité parfois qu'il en avait plein la bouche et les naseaux; il est avalé aussitôt que la quinte de toux a cessé. Peu à peu, sous l'influence d'une ration plus forte, d'un repos presque complet, le jetage diminue, finit par disparaître, mais la toux reste grasse et persiste quoique moins fréquente. Il quitte l'infirmerie le 15 mai avec un embonpoint presque superbe, de bonnes allures, et une constitution sinon bien changée, du moins bien meilleure. Il reprend son service le 26.

Pendant son indisponibilité pour maigreur, en février 1872, il eut pour voisins à la promenade où à l'écurie les n°s 5 et 6, 6 et 8, 5 et 5, 5 et 6, et 5, 0 et 6; à l'infirmerie il eut pour voisins, la dernière fois qu'il y séjourna, les n°s 5 et 8 et 5, 0 et 8. Il n'était pas isolé (1).

31 mai, il tousse de temps en temps en travaillant; la toux est grasse et laryngienne, mais il n'y a pas de jetage. Du 3 au 14 juin, il reste à l'infirmerie pour se reposer et être mieux nourri. Peu de jours après il est mis en route pour un changement de garnison. Après quelques kilomètres de la première étape, il fait preuve d'une grande faiblesse; haletant, les naseaux dilatés, les flancs agités, le corps couvert d'une sueur abondante qui ruisselle le long des membres jusqu'à terre; l'œil morne, couvert

(1) J'avertis une fois pour toutes que la conjonction *et*, entre deux chiffres, en remplace un, ou deux.

presque complétement ; les battements du cœur forts et précipités, ce pauvre animal semble menacé d'asphyxie ; il est près de tomber. Dix minutes de repos, sous le harnais, suffisent pour voir tous ces symptômes alarmants disparaître. Il peut enfin se remettre en marche et continuer la route qui se termine sans autre incident. 21 juillet, rien à constater ; il a pour voisins 5 et 9, et 5 et 6 son camarade de travail ; tous les deux sont encore bien portants. 14 août, il a maigri et jette un peu ; le jetage est gris, filamenteux, peu adhérent ; la toux humide, pharyngienne, comme étouffée. 20, il ne jette plus. Peut-on dire qu'il est morveux ? Je ne le crois pas. Le deviendrait-il ? Oh ! très-facilement. Il ne faudrait pas le purger beaucoup, ni le sétonner plusieurs fois, pour le rendre morveux. 6 septembre, rien à noter. On le fait travailler. Jusqu'au commencement d'octobre il a continué son service. A cette époque, il fut mis indisponible pour une claudication du membre antérieur gauche atteint d'encastelure. Il tousse encore de temps en temps, mais la toux n'est pas suivie d'expectoration, de jetage comme il y a plusieurs mois. Son état général n'est pas bon. Novembre, toujours en service, embonpoint diminué.

N° V. *Troisième cas.* — Cheval de dix ans, de race normande, le front un peu bombé, propre à la selle et au trait, autrefois vigoureux et excellent, aujourd'hui maigre, affaibli, en mauvais état. Il entre à l'infirmerie le 6 mars, pour un jetage séreux, s'écoulant principalement pendant la déglutition des liquides, et entraînant des grumeaux blanchâtres, irréguliers, inégaux, comme caséeux, rappelant un peu l'albumine précipitée du sérum du sang, et pour une toux sèche, répétée, facilement quinteuse en la provoquant par la pression du larynx. Il n'a jamais été glandé. Soumis à un traitement, sinon rationnel, du moins excellent, le jetage diminue peu à peu, finit par disparaître, en même temps, la toux devient moins fréquente pour ne se faire entendre ensuite que bien rarement. Le traitement fut long, dura jusqu'au 17 avril suivant, mais aussi l'animal quitta l'infirmerie parfaitement guéri, avec une vigueur peu commune, et un embonpoint excellent. Il eut pour voisins les nos 4 et 6, 5 et 4. Remis en service, il ne cessa d'être monté que du 6 au 11 mai, pour une boiterie provenant de la ferrure. Après cette courte indisponibilité il reprit les manœuvres. Depuis, il n'a présenté aucun symptôme de maladie; ses voisins 5 et 4, 5 et 7 n'ont jamais été indisposés. Depuis le 21 juillet il a maigri un peu, et la toux se fait entendre bien vite quand on serre le larynx. 21 août, rien autre à signaler qu'une maigreur un peu plus accusée. Il est toujours en service et fatigue beaucoup. Octobre, novembre, cet animal n'a jamais eu autant de vigueur, ni une santé aussi bonne.

N° VI. — Celui-là jette depuis le 15 mars des deux naseaux, le jetage est blanc, jaunâtre, plus ou moins abondant, toujours intermittent, quelquefois pendant plusieurs jours, jamais adhérent, et expulsé après une toux forte, autrefois humide et grasse, aujourd'hui sonore, rarement grasse, et nullement quinteuse.

Il n'a jamais eu la plus petite glande, ni la moindre altération de la pituitaire. Voici ses antécédents, pour vous convaincre du peu de danger qu'il y a eu jusqu'ici à le laisser en contact avec d'autres, ce qui n'est arrivé cependant que lorsqu'il ne jetait pas. Arrivé au corps le 10, il entra à l'infirmerie pour la première fois le 3 août 18..., pour un coup de pied au tibia gauche. Il en sortit seulement le 3 octobre suivant, ce qui permet de supposer qu'il ne mit si longtemps à se remettre que parce que sa constitution était déjà débilitée. Remis en service à sa sortie de l'infirmerie, il put travailler jusqu'au 15 mars 18... jour où il entra à l'infirmerie pour jetage. Traité par des injections astringentes dans les cavités nasales et fortement purgé avec l'aloès, le jetage diminua peu à peu, disparut à peu près totalement; l'animal fut enfin renvoyé dans sa batterie pour reprendre son service le 3 avril suivant. Sa pseudo-guérison fut de courte durée, ce qui n'a rien d'étonnant après le traitement qu'il avait subi. Le 7 dudit mois il fut encore amené à la visite pour jetage par les deux naseaux, avec une toux profonde, grasse et quinteuse. Jusqu'au 3 août il fut exposé à l'action de plusieurs drogues nuisibles à sa constitution ; il fut purgé plusieurs fois et soumis au régime blanc pendant longtemps. Néanmoins, la nature aidant beaucoup, il put être remis en service jusqu'au 21 septembre même année, jour où il rentra à l'infirmerie pour un coryza chronique soi-disant. Il fut encore purgé de plus belle. Sorti le 19 décembre, il resta disponible jusqu'au 22 février 1873. Ce jour-là, on fut encore obligé de le reprendre pour la même maladie, ce qui lui valut le même traitement. Néanmoins on le renvoya le 27 juin, nullement guéri, quoique le jetage n'eût pas reparu depuis trois ou quatre jours. Le lendemain 28, il jetait aussi fort que jamais, ce qui lui fit rendre sa place à l'infirmerie. Cette fois, il a des chances de s'en tirer pour quelques jours. Pendant ces différents séjours à l'infirmerie, il a eu pour voisins d'écurie et de promenade des chevaux atteints les uns de la morve aiguë, les autres de la morve chronique et même du farcin. S'il n'a pas été contagionné, s'il n'est pas devenu morveux avec des voisins aussi dangereux et sa constitution fortement ébranlée, et des purgations répétées, il faut croire que cette idée des contagionistes exclusifs : qu'une constitution affaiblie prédispose à contracter la morve, n'a aucune valeur, ne repose sur rien de certain, n'est pas autre chose qu'une idée vraisemblable, mais qui ne l'est pas.

Transformation de la morve chronique en morve aiguë.

Tout le monde sait que la contagion de la morve chronique a divisé les vétérinaires pendant longtemps. Barthélemy aîné, Gohier, l'École de Lyon, la considéraient comme contagieuse, pendant que Renault, Delafond, etc., ne croyaient pas qu'elle possédât cette propriété. Les uns et les autres s'appuyaient sur de nombreux faits d'observation; de plus, les non-contagionistes citaient un assez grand nombre d'expériences négatives pour la contagion de cette maladie. On ne serait tombé jamais d'accord si M. H. Bouley, qui a étudié à fond la morve, n'avait fait connaître une théorie plus qu'ingénieuse, car elle s'appuie sur de nombreux faits recueillis dans la pratique, laquelle mit presque tout le monde d'accord à cette époque de discussions, mais contre laquelle aujourd'hui s'élève M. Saint-Cyr, professeur à l'École vétérinaire de Lyon. Voici ce que dit M. H. Bouley pour expliquer les faits de contagion de la morve chronique. Je dois dire que cette opinion lui était commune avec M. Delafond; mais, comme il en prit hardiment la responsabilité à la suite du fameux procès d'Avallon, je vais citer principalement ce qu'il a écrit sur cette question : « La morve chronique est une maladie organique consécutive à la morve proprement dite, à la morve virulente. » Mais « la morve chronique n'est pas, à proprement parler, la morve, si l'on entend par morve une maladie virulente, une maladie produite par la présence dans l'organisme d'un germe susceptible de la répéter ailleurs. » Cette forme de la maladie n'est pas contagieuse, disent-ils; seulement, « sous l'influence de la fatigue causée par un excès de travail, d'une vive douleur, comme celle que peut déterminer un coup ou une contusion dans des parties délicates et sensibles, la morve chronique peut revêtir spontanément un caractère aigu et posséder alors la funeste propriété de se transmettre. Cette opinion, qui, au premier abord, peut paraître spéculative, s'appuie cependant non-seulement sur des faits observés, mais encore sur des expériences qui lui donnent tous les caractères d'authenticité désirables (1). »

(1) MM. Delafond et H. Bouley, *Recueil* de 1842, p. 835.

« Cette régénération du virus morveux pourra être d'autant plus rapide que l'animal morveux sera soumis à un travail plus pénible et mis dans de plus mauvaises conditions hygiéniques et de régime, qu'en un mot il sera plus directement sous l'influence des causes qui peuvent produire la morve sur un animal sain (1). »

« Un pus puisé sur des animaux non morveux a été injecté avec certaines précautions dans les veines de chevaux atteints de morve chronique, et la morve aiguë s'est manifestée au bout de quelques jours (2). »

« Déterminez sur un animal affecté de la morve chronique un mouvement fébrile violent, soit en injectant un liquide irritant dans une articulation à vastes compartiments, soit par l'ingestion d'un poison très-actif dans le tube digestif, soit enfin par tout autre moyen, peu importe, et après l'explosion de cette fièvre qui aura fait jouer d'une manière inconnue pour nous les actions nutritives, le germe virulent développé de nouveau dans l'organisme marquera sa présence par de nouvelles éruptions soit dans les cavités nasales, soit dans les poumons, soit dans le tissu cellulaire sous-cutané (3). »

« Cette expérience, nous l'avons faite à l'École, M. Renault et moi, non pas une fois, mais peut-être cent, et toujours en annonçant aux élèves, à heure fixe pour ainsi dire, les résultats que nous voulions obtenir. Et, chose remarquable et sur laquelle je ne saurais trop appeler votre attention, cette morve, qui, sous sa forme chronique, n'était pas susceptible de se transmettre par inoculation, acquérait cette propriété lorsque, arrivée pour ainsi dire par l'état fébrile, elle avait revêtu l'état aigu (4). »

Eh bien! ô contagionistes purs, que dites-vous de cette morve non inoculable avant la fièvre et inoculable après? Que pouvait bien être devenu le virus avant ce nouvel état

(1) *Recueil* de 1843, p. 111.
(2) *Compte-rendu* d'Alfort pour les années 1838 et 39.
(3) *Recueil* de 1843. M. H. Bouley.
(4) *Recueil* de 1849. M. H. Bouley.

de l'organisme? Le virus avait existé, vous admettez cela probablement; il avait disparu, c'est incontestable; il revint. Comment? Quelques explications bien senties, données par vous, ô contagionistes exclusifs! nous satisferaient extrêmement, nous contagionistes et sponanéistes tout à la fois.

« La morve chronique doit, pour devenir contagieuse, changer de caractère sous l'influence du travail et des fatigues qu'il entraîne..... La morve aiguë apparaît souvent d'une manière foudroyante, à la suite d'un travail outré, dans l'animal le mieux constitué; pourquoi ne se développerait-elle pas de la même manière et, à plus forte raison, sur un cheval déjà atteint d'une maladie aussi grave et qui porte à la constitution une atteinte aussi profonde que la morve chronique (1)? »

« Les faits nous paraissent militer de plus en plus en faveur de cette opinion. Une opération grave, douloureuse, qui allume la fièvre à un haut degré, fait passer rapidement la morve chronique à l'état aigu..... Il n'y a pas encore un mois que nous avons vu cette maladie apparaître d'une manière foudroyante sur un cheval de dix ans, très-bien constitué, en proie à une lésion traumatique du sabot des plus douloureuses (2). »

« Enfin, je partage l'opinion de notre collègue, M. H. Bouley, sur la possibilité de faire passer rapidement la morve chronique à l'état aigu en soumettant l'animal à un travail excessif, ou bien, comme cela a été fait, en développant chez lui une violente fièvre de réaction (3). »

« Ce fait doit être noté avec soin; c'est peut-être à cette brusque transformation de la maladie que doivent être attribués les cas de contagion observés et rapportés par les auteurs (4). »

---

(1) *Recueil* de 1846. Compte-rendu d'Alfort, p. 1844 et 45.
(2) *Recueil* de 1846.
(3) M. Delafond. *Recueil* de 1849.
(4) M. Delafond. *Recueil* de 1849.

« J'ai eu occasion d'observer souvent cette transformation d'état de la morve chronique à l'état aigu dans une administration de voitures de place où les chevaux affectés de morve travaillaient souvent après que j'en avais conseillé l'abatage. Là, les chevaux appelés à faire un service excessif, et qu'on craignait beaucoup moins de surmener du moment qu'ils avaient été reconnus morveux, devenaient très-fréquemment affectés de morve aiguë après ces excès de travail (1). »

« Sans doute, comme l'a fort bien expliqué M. H. Bouley, la morve peut changer d'état, passer de l'état chronique à l'état aigu et de l'état aigu à l'état chronique (2). »

« A cette occasion, M. Barthélemy (l'aîné) aurait pu ajouter que, lorsqu'on fait travailler activement des chevaux atteints de la morve chronique, *il n'est pas rare qu'ils soient affectés de la morve aiguë* et qu'ils en meurent ou qu'on les sacrifie pour cette raison (3). »

M. le professeur Sée admet aussi cette transformation de la morve. Il croit, d'après ce qu'ont écrit MM. Renault, Delafond, H. Bouley, « que si on prend un cheval atteint de morve chronique, dont le jetage n'est point inoculable, il suffira, pour rendre à ce liquide sa propriété redoutable, d'imposer à l'animal un exercice forcé. L'effet sera, pour ainsi dire, instantané, et vous le produirez à volonté (4). »

M. Lafosse, de Toulouse, admet également la transformation de la morve chronique en morve aiguë. Je le copie :

« Une complication redoutable » de la morve chronique est « l'apparition de ce que l'on a nommé improprement la *morve suraiguë, typhoïde, gangréneuse*, entée sur la morve chronique, ou bien encore *rescision de la*

---

(1) M. Villate. *Recueil* de 1849.
(2) M. Barthélemy jeune. *Recueil* de 1849.
(3) M. Royer. *Recueil* de 1839, p. 95.
(4) M. Sée. *Recueil* de 1865, p. 218.

morve. Voici comment elle se caractérise : elle se montre souvent à l'occasion de travaux excessifs effectués, de vives douleurs ressenties par les animaux déjà sous le coup d'une morve chronique avancée, ayant d'abondantes collections purulentes dans les sinus, les cornets, les poumons, etc., ou des inflammations des veines de la pituitaire, ou des divisions de l'artère pulmonaire. C'est alors qu'on constate un flux nasal, jaunâtre, sanguinolent; la pituitaire prend une teinte violacée, se couvre de pétéchies, se boursoufle et finit souvent par se gangréner; les ulcères s'injectent, s'élargissent, creusent rapidement, au point de perforer la cloison nasale, les cornets ou les volutes ethmoïdales; les ailes du nez, les lèvres s'infiltrent ainsi que l'auge, le scrotum et les membres; la respiration devient sifflante ou s'accompagne de cornage, de dyspnée; des cordes noueuses s'échappent du nez, sillonnent la face et se rendent aux ganglions intermaxillaires, dont la tuméfaction augmente; des râles muqueux, spumeux, diversement nuancés, se font entendre dans le conduit respiratoire; dans le poumon existe parfois du râle caverneux. Les battements du cœur sont précipités, tumultueux; le pouls faiblit, s'accélère, devient irrégulier; l'appétit, la soif s'éteignent; la maigreur est bientôt suivie de marasme; la faiblesse arrive à son comble, et, l'asphyxie se joignant à tous ces désordres, la mort arrive de cinq à dix jours après la manifestation de ces formidables symptômes. Il est des cas exceptionnels, il est vrai, où ils s'apaisent, disparaissent même, mais la morve chronique n'en continue pas moins son cours (1). »

Ainsi donc, à l'Ecole d'Alfort et à celle de Toulouse, on a observé la transformation de la morve chronique en morve aiguë. Il doit en être de même pour l'Ecole de Lyon, car il n'est pas possible qu'un changement aussi remarquable ait échappé à des observateurs aussi sagaces et aussi habiles que les professeurs de Lyon. Il n'est pas

(1) *Pathologie vétérinaire*, t. III, 2e partie.

inutile, je crois, de citer quelques faits relatfs à cette question.

M. H. Bouley. — « En voici un exemple entre mille : En 1846, une jument de race anglaise, jeune encore, très-vite d'allure, fut abandonnée à l'École pour cause de morve chronique. Une nuit je fis faire à cette bête, attelée à un tilbury, une course de 9 kilomètres en vingt minutes; c'était, comme on le voit, une vitesse de près de 7 lieues à l'heure; en arrivant à la porte de l'École, cette bête tomba épuisée. Le lendemain, elle présentait les symptômes de la morve aiguë à sa période d'incubation, et, quelques jours après, elle en offrait tous les symptômes et y succombait. L'autopsie en fit voir toutes les lésions (1). »

M. Barthélemy jeune. — « Un fait pareil s'est présenté à la clinique de M. Barhélemy aîné, lorsqu'il était à l'École vétérinaire d'Alfort. Un beau cheval normand, atteint de morve chronique, fut attelé pour faire une course; en route il reçut une averse. Deux ou trois jours après, la morve aiguë succéda à la morve chronique (2). »

Voici deux cas à moi :

N° VII. *Premier cas.* — Cheval normand, propre à la selle et au trot, âgé de douze ans, bien conformé, maigre, fatigué, ayant la peau sèche, collée sur les os, les poils ternes, longs et touffus. Ce pauvre animal n'a plus d'allure; le plus petit temps de trot l'essouffle, le galop est presque impossible.

Amené le 20 novembre 1868 pour une glande dure, allongée, lobulée, presque indolore, peu adhérente et un jetage jaune verdâtre, adhérent. Rien d'anormal sur la pituitaire. Croyant encore un peu, à cette époque, à l'efficacité des purgations aloétiques répétées pour faire dis-

(1) *Recueil* de 1849. Discours devant la Société centrale.
(2) *Recueil* de 1849. Discours devant la Société centrale.

paraître la glande de morve, comme l'a écrit M. Laisné, j'administrai plusieurs bols d'aloès à mon malade. La purgation fut obtenue même assez forte, mais la glande resta stationnaire et le jetage tout aussi abondant. Ne le trouvant pas assez morveux pour en demander l'abatage, j'entrepris de le guérir. Au bout d'un mois, aucune amélioration ne s'étant produite, sa mort fut résolue. C'est à l'huile de croton tiglium que j'eus recours pour l'empoisonner. Une dose pas mal forte ne produisit qu'une forte purgation. Mais l'animal fut si éprouvé qu'il perdit complétement l'appétit; une fièvre intense se déclara, entretenue par l'entérite consécutive à l'administration du poison; en même temps la glande devint douloureuse, plus grosse, avec un empâtement de l'auge et le jetage plus abondant, verdâtre, strié de sang. De nombreuses ulcérations se formèrent à la partie inférieure de la pituitaire. C'était, il me semble, la morve aiguë entée sur la morve chronique, du moins telle d'apparence. Une nouvelle dose d'huile de croton tiglium amena enfin la mort. L'autopsie montra de nombreux chancres et des cicatrices rayonnées à la partie supérieure de la pituitaire et des tubercules de toutes les grosseurs dans le tissu pulmonaire.

N° VIII. — *Deuxième cas.* — Le deuxième cas est beaucoup plus récent et plus complet. Il s'agit d'une jument de neuf ans, en bon état d'embonpoint, ayant assez de fond et de vigueur, logée depuis le 20 décembre 187... dans un coin d'écurie, toute seule, n'ayant des rapports de contact à distance avec les autres chevaux qu'à la manœuvre. L'écurie n'a jamais compté un seul cheval morveux ni même douteux. Le 28 avril de l'année suivante, elle fut amenée à la visite pour un jetage gris jaunâtre, un peu rouillé, collant, adhérent aux ailes des deux naseaux et assez abondant. On la prit à l'infirmerie et on l'isola tout de suite. Symptômes : pituitaire un peu plus rouge qu'à l'état normal; dans l'auge, plusieurs noyaux ganglionnaires (glandes, si vous préférez) non adhérents, peu douloureux, dont deux situés supérieurement, l'un à droite, l'autre à gauche, près du maxillaire, mais n'y adhérant pas; un troisième, médian, conique, comme un bouton de farcin, saillant sous la peau et plus douloureux. 29, mêmes symptômes : pas d'appétit; elle laisse son avoine. On donne 2 grammes d'acide arsénieux et des toniques amers. 30, jetage moins abondant, comme gluant, collant, desséché en croûtes noirâtres, poisseuses et aplaties sur les ailes des naseaux. Pas de chancres; noyaux ganglionnaires supérieurs de l'auge moins mobiles, moins sensibles, plus rapprochés du maxillaire; noyau inférieur conique, plus pointu, plus fixe et plus douloureux. Appétit presque nul le matin, un peu revenu le soir, car elle mange son avoine. 1er mai, ses trois glandes deviennent plus nettes par la disparition de l'empâtement qui occupait une grande partie de l'auge; le jetage diminue, se tarit même, et la pituitaire cesse d'être congestionnée; un peu d'appétit. 2, même état. 3, matin, jetage épais, gluant, très-adhérent, un peu jaune, s'écoulant par la commissure inférieure seulement; rien sur la pituitaire; glandes plus nettes, plus allongées; les supérieures sont aplaties contre chaque branche du maxillaire, où elles n'adhèrent pas encore; l'appétit diminue. On donne 3 grammes d'acide arsénieux. 3, soir. J'ai dit qu'il y avait trois glandes, dont deux supérieures, l'une à droite, l'autre à gauche, et une inférieure médiane. Actuellement il y en a quatre : la dernière, toute récente, arrondie, dure, indolore, est située encore plus bas que toutes les autres. 4 mai. La dernière glande, toujours dure et ronde, est la plus grosse de toutes. Jetage peu abondant; peu d'appétit. On donne 2 grammes d'acide arséniuex et des toniques amers. 5, il y a diminution des glandes et du jetage; l'appétit est meilleur. 6, glandes plus petites, dures et indolentes. 7, l'amélioration fait quelques progrès; glandes petites et dures; jetage peu abondant, intermittent, non adhérent, mais l'appétit reste faible; on fait une vigoureuse friction fondante sur les glandes. 8, empâtement général de l'auge; on peut s'assurer cependant que les glandes ont augmenté de volume. L'animal mange très-peu. 9, 10, même état. L'animal a maigri passablement; les poils sont piqués, la peau est sèche. 11, les glandes ont un peu diminué, mais sont toujours dures et pas plus adhérentes. Pas de jetage; appétit revenu un peu. 12, rien à noter. 13, les glandes ont diminué de volume. L'animal commence à manger un peu d'avoine. 14, les glandes continuent à diminuer. Pas de jetage. Il y a des chances pour que la guérison s'ensuive. 15, il n'y a plus que trois glandes, et encore petites comme des noisettes. Bon appétit. 19, il ne reste que les deux glandes supérieures. 20, encore une fois l'appétit est presque nul. 22, on applique une couche de topique Terrat sur les glandes. L'appétit, qui a été très-variable, est excellent aujourd'hui. 27, il ne reste plus qu'une seule glande; l'animal paraît plein de santé, d'une vigueur factice. On donne de l'acide arsénieux, des toniques amers et ferrugineux. 30, amélioration progessive. 31, il ne reste pas trace des glandes; il n'y a pas de jetage depuis longtemps. 1er juin, mise disponible.

Était-ce la morve, et la morve de contagion? Oui, c'était la morve, et l'animal sera suivi avec soin, ainsi que ses voisins d'avenir. Pour dire que c'était la morve de contagion, c'est assez difficile, ô contagionistes exclusifs! car il n'y avait pas de morveux à ce moment-là; il n'y en avait pas eu depuis le 14 février dernier. Vous me direz : Du moment qu'il y a eu des chevaux morveux antérieurement, nous ne comprenons pas que vous mettiez en doute la contagion. Permettez. Dans son écurie, je le répète, il n'y a jamais eu même un douteux. Elle a toujours été logée à la même place, seule, isolée, par le fait. A la manœuvre, elle était toujours montée par un officier, au milieu des hommes qu'il faisait manœuvrer. Bien rarement, sans doute, un cheval de troupe s'est trouvé à portée pour la contaminer. Et puis, lequel lui aurait transmis la morve, puisque, aujourd'hui 26 novembre, il n'y a pas eu un seul autre cheval douteux que celui qu'elle a contaminé, son voisin? Mais attendons. Croyez-vous qu'un autre cheval, ayant la morve latente, la lui ait communiquée? Oui. Mais lequel est atteint de morve latente? Bien évidemment le cheval qui, en passant, lui a lancé par hasard une bouffée d'air virulent, efficace, est à même de transmettre la même maladie à ses voisins, puisque tous les autres chevaux, non-seulement de la même écurie, mais encore de toute la batterie, sont voisins les uns des autres; or, pas un n'est devenu morveux, pas un ne paraît l'être. Où le prendrez-vous, celui qui a pu communiquer la morve? Ah! il faudrait voir. Mais je vois, moi, et je cherche sans rien trouver. Si, j'ai trouvé quelque chose, des courses assez rapides, une averse une fois qu'elle était en sueur. Croyez-vous que... C'est bien inutile de vous demander si vous croyez ces causes-là capables de produire la morve.

Enfin, examinons-la maintenant. Elle n'a aucun symptôme de morve : est-elle morveuse? A-t-elle la morve cachée, la morve latente? Je dis non, et vous autres, contagionistes exclusifs? Je précise : cette jument a la morve ou elle ne l'a pas. Si elle est morveuse, ses voisins sont exposés à être contaminés. Je n'ai que ce moyen-là pour m'assurer si elle a la maladie que nous supposons. Si lesdits voisins ne présntent jamais le moindre signe de morve, je serai en droit de croire que la jument en question ne possède plus le virus morveux, en admettant qu'elle l'ait possédé. Eh bien! c'est ce qui est arrivé. Aucun de ses voisins n'a présenté le moindre signe, le moindre prodrome de la morve, aussi longtemps qu'elle n'a eu aucun symptôme de la morve aiguë. Donc il me semble naturel de conclure qu'elle ne possède plus le virus morveux. Si maintenant, dans plus ou moins de temps, sous l'influence du travail, elle devient morveuse; si, cette fois, elle contamine un de ses voisins, il me semble que j'aurai encore le droit de croire que le virus morveux s'est formé ou reformé peu à peu, lentement, qu'il s'est fabriqué de toute pièce. Mais pas du tout, dites-vous. Votre jument a eu la morve, et, cette fois, par suite de... de quoi? de, de...

enfin le virus a proliféré, s'est multiplié, etc. Soit. Mais où était-il, ce virus morveux? dans quelle ampoule, vésicule, tubercule, poche, vessie, caverne, etc., s'était-il réfugié? Il sommeillait, vous me répondrez, et il a suffi.....

Il sommeillait, il sommeillait, soit.

Je reviens à mon malade. 7 juin, aucune trace de glande, embonpoint satisfaisant; bonnes allures, service excellent. 13, comme au 7. Les 17 et 18, elle est en route; elle marche parfaitement. 23, rien à noter. 27, on dirait que les ganglions de l'auge, à droite, ont augmenté de volume. 9 juillet, elle est mise indisponible pour une glande dure, un peu douloureuse, adhérente à la peau, très-peu au maxillaire, du volume d'un œuf de poule, sans empâtement ni engorgement diffus autour d'elle; l'auge serait complétement nette, évidée, sans la glande qu'on recouvre d'une couche d'onguent vésicatoire. La malade a pour voisins 5 et 7, et 5 et 3. 15 avril, glande plus petite, 18, elle est remise disponible. 4 août, jetage adhérent, collant, poisseux, presque pas de glande. L'animal paraît très-fatigué; il a la tête basse, le faciès exprime la souffrance, l'accab.ement. Appétit nul. Pour voisin, 4 et 3. 5 août, grande faiblesse; une tumeur farcineuse, dure, indolente, arrondie, située comme dans un creux, s'est développée à la face externe de la cuisse gauche; on la recouvre de vésicatoires bien inutilement. Glande petite, indolente, peu adhérente, jetage grisâtre, adhérent, collant, peu abondant par les deux naseaux. 6 et 7, abattement, tristesse, appétit presque nul. On lui administre une forte dose d'aloès. 8, le jetage paraît rouillé, et la glande n'a pas changé. On donne une deuxième dose d'aloès pour obtenir une forte purgation. 9, la purgation est complète et abondante. Le jetage est positivement rouillé, très-adhérent; plusieurs chancres se voient sur la pituitaire d'un rouge foncé. Le purgatif a amené cette crise de morve aiguë. Elle a pour voisin 6 et 8, et dans la même écurie se trouvent les numéros 6 et 7, 6 et 2, de la 14e batterie, 4 et 5, 7e batterie, 5 et 6, et 5 et 8. 9 août, son dernier voisin d'écurie 4 et 3 a le naseau gauche un peu humide et l'auge un peu empâtée. Les jours suivants les symptômes deviennent plus effrayans. Jetage abondant, à pleins naseaux, mousseux, rouillé; cornage très-fort, pituitaire d'un rouge presque noir, épaissie, mollasse, couverte de larges ulcérations horribles. Cordes farcineuses dures, douloureuses, énormes, allant des joues dans l'auge complètement pleines. L'animal est menacé d'asphyxie, gratte des pieds, corne très fort. On abrége ses souffrances par l'abatage. Le 14 août, autopsie. Très-peu de tubercules dans le poumon, pituitaire comme sphacelée, frappée de gangrène et fortement ulcérée. 15 novembre, ses voisins 4 et 3 sont en parfaite santé.

DE LA MORVE SPONTANEE

J'arrive à la partie principale de ce travail, à celle qui m'a décidé à le faire, et qui a besoin, pour être résolue, d'autre chose que des affirmations. Il faut des faits, et beaucoup et bien observés pour faire perdre pied aux contagionistes exclusifs. Pour cela j'en donnerai un assez grand nombre, les uns récents, les autres anciens, mais parfaitement suffisants pour atteindre mon but. Ont-ils été bien observés ? C'est ce que le lecteur pourra dire. Je les donnerai tels que je les ai vus, et pris sur le vif. On en tiendra bien au moins un peu compte. En tout cas, ce n'est qu'avec des faits pareils aux miens qu'on arrivera à convaincre les contagionistes purs de la spontanéité de la morve ; je puis les assurer d'avance qu'ils pourront se procurer le plaisir désagréable de détruire eux-mêmes leur opinion, s'ils veulent se donner la peine de mettre en pratique les moyens que je leur indiquerai dans le dernier chapitre, pour faire développer la morve sur tel ou tel cheval, mais pas sur tous, parce qu'il y en a qui demanderaient trop de temps et de peine.

L'opinion des anciens vétérinaires et de quelques vétérinaires actuels, nos maîtres passés et présents, n'étant pas à dédaigner, mais plutôt ayant une grande importance, je me permettrai, contagionistes, de vous la mettre en première ligne. Autorité pour autorité, il y aura au moins équilibre. Comme ils ont dit ce qu'ils ont vu et observé, il restera des faits contre votre négation. Les premiers ayant une valeur de 100, par exemple, appuyée sur la longue expérience, la longue pratique, le savoir de leurs auteurs, et votre opinion ne reposant que sur la morve d'école, la morve d'inoculation et une petite pratique, quand il y en a une, il est évident que la lutte n'est pas égale.

Vous n'ignorez pas que Bouley jeune, Barthélem aîné, Renault, Delafond, U. Leblanc, Villate, Barthélemy jeune, Crepin, Riquet, Robert, etc., etc., attribuaient la morve à des causes communes, comme dit M. Guérin, c'est-à-dire à un excès de travail, à une nourriture mauvaise et insuffisante, à des habitations malsaines, aux arrêts de transpiration, etc., et aussi à la contagion, Vous savez également que MM. H. Bouley, Rey, Lafosse, Reynal, Rossignol, Prudhomme, Delorme, etc., etc., considèrent ces mêmes causes comme celles de la morve. Tout cela, paraît-il, ne vous gêne guère. Vous passez par-dessus l'opinion de tous ces praticiens, opinion qu'ils se sont faite à force d'observations et de réflexions, avec une légèreté remarquable. A vous lire, on dirait que vous seuls, ô contagionistes purs, avez bien vu, bien observé la morve. Où est-t-elle donc votre longue pratique ? Vous considérez nos anciens auteurs comme ayant mal vu, mal compris, ce que vous autres, ô contagionistes exclusifs, avez parfaitement examiné, soulevé, scruté, analysé, apprécié et auss décrété du fond de votre cabinet, loin des malades et des pertes qu'ils représentaient.

Il est inutile de citer textuellement ce qu'ont dit ou écrit les auteurs qui précèdent, sur les causes de la morve, par conséquent sur son développement spontané. Cela n'apprendrait rien à personne, pas même aux contagionistes exclusifs qui trouvaient ces citations hors de propos, parfaitement inutiles. J'ai promis des faits, j'en donnerai, mais je veux les faire précéder de ceux publiés dans les journaux vétérinaires, faits qu'il n'est pas possible de nier, de ne pas croire, à moins qu'on ne soit un observateur hors ligne, infiniment supérieur à tous ceux qui auraient eu la naïveté de prendre des cas de morve de contagio pour la morve spontanée.

Morve et farcin consécutifs à de vieilles plai suppurantes (1).

1° Une jument est conduite à l'École d'Alfort pour un mal d'encolure ; peu de jours après elle put être rendue à son propriétaire. La guérison ne dura pas longtemps ; quinze jours après elle fut ramenée à l'École parce que la fistule s'était rouverte. Nouveau traitement assez long et sans succès, complication d'une corde et de boutons de farcin sur diverses parties du corps. Plus tard il y eut jetage et glande. A l'autopsie, on trouva des tubercules milliaires, d'autres ramollis dans le poumon, et des ulcérations sur la pituitaire.

2° Un cheval de poste reçut un coup assez violent sur l'œil gauche. Les jours suivants il se développa une corde et des boutons de farcin, ensuite une glande dans l'auge. Plus tard il se mit à jeter, et des chancres apparurent sur la pituitaire. Néanmoins il guérit et quitta l'école comme

(1) M. Renault. *Recueil* de 1835.

tel. Après plus d'un mois de travail il fut reconnu morveux et abattu. L'autopsie montra les lésions propres à la morve.

3° Un cheval boiteux depuis longtemps fut conduit à la même École, où l'on reconnut qu'il avait une fistule dans l'épaisseur du cordon testiculaire droit. Opéré de la névrotomie il devint peu de jours après farcineux et morveux. On l'abattit comme incurable. Le poumon contenait des tubercules de morve.

Les faits suivants, donnés comme des cas de morve spontanée survenue à la suite de chutes sur la tête, ne sont pas à l'abri de toute objection ; cependant, en les rapprochant de quelques autres plus complets, ils conservent une certaine valeur. C'est M. Riss, vétérinaire en premier au 1er hussards qui les a recueillis. Il s'agit de quatre chevaux de son régiment qui furent abattus comme morveux, quoiqu'ils ne présentassent et n'eussent jamais présenté aucune ulcération sur la pituitaire. Tous avaient un léger engorgement des ganglions de l'auge ; trois un jetage blanchâtre, le quatrième « un léger flux d'une humeur jaunâtre, adhérente, par la narine droite ». M. H. Bouley exprime le regret que M. Ris « n'ait pas donné les caractères des lésions que présentaient les cavités nasales, soit pendant la vie, soit après la mort, dans les animaux qui sont l'objet de ses observations ».

Aujourd'hui la chose est encore plus regrettable, d'autant que la morve est rare après une chute sur la tête ; je n'en ai pas trouvé un seul autre cas dans les autres ouvrages que j'ai consultés, et jamais je n'ai vu la morve se développer dans les mêmes circonstances, quoique j'eusse connu pas mal de chevaux ayant culbuté sur la tête. Et puis était-ce bien la morve ? La morve confirmée ? Non. La morve ébauchée de M. Guérin ? Seraient-ils devenus morveux ? A coup sûr, si on l'avait bien voulu (1).

---

(1) *Recueil* de 1837.

Une « jument anglaise de pur sang, âgée de trois ans et demi, malade depuis fort longtemps par suite d'un traitement débilitant contre la gourme, suivi d'un autre tout aussi contre-indiqué essayé dans le but de lui donner des forces, d'améliorer sa constitution et de la tirer de l'état de marasme où l'avait conduite le premier, devint morveuse peu à peu, sans avoir été contagionnée, puisque dans la même écurie il n'y avait que des chevaux bien portants, et c'était bien la morve puisque l'un de ses voisins, un jeune poulain, contracta la morve pour l'avoir flairée pendant quelques instants à travers la porte grillée de son box (1) ».

Dans le compte-rendu d'Alfort pour l'année 1838-1839, on lit : « Du pus provenant également d'un cheval non morveux a été injecté dernièrement dans la jugulaire d'un cheval sain et quelques jours après ce cheval succombait à la morve aiguë. A peu près à la même époque, on recueillait dans les hôpitaux l'observation de deux chevaux dans l'intérieur des vaisseaux desquels des foyers purulents s'étaient formés et ouverts, et qui succombèrent tous deux peu de jours après à la morve aiguë. Il est donc évident que, sans qu'il soit besoin d'autre cause, la morve aiguë peut se développer sur les individus débilités, dans l'économie desquels une longue ou abondante suppuration aura versé ou infiltré ses produits » (2).

EXPÉRIENCES FAITES PAR MM. E. RENAULT ET H. BOULEY

Une jument entre à l'École pour une boiterie du membre postérieur droit. On reconnaît une fracture du coxal : en présence d'un diagnostic aussi grave, le propriétaire de l'animal en fait l'abandon à l'École. Cette jument fut conservée un mois dans cet état. Au bout de ce temps, elle avait tous les signes d'une bonne santé et ne présen-

(1) M. Caramija. *Recueil* de 1839, p. 20.
(2) *Recueil* de 1839.

tait aucun symptôme de morve. (Vous croyez cela, j'espère, puisque MM. Renault et H. Bouley le disent.) Le 22 avril 1840, on lui injecta dans la jugulaire gauche du pus délayé dans de l'eau distillée, et provenant des plaies d'un cheval récemment anglaisé et d'un seton appliqué sur une jument pour cause de boiterie d'un membre antérieur. Le 23 et le 24, on observa des symptômes généraux; ce dernier jour le membre postérieur droit s'engorgea. Le 27 il y eut jetage, le 28 engorgement des ganglions de l'auge et apparition de pustules farcineuses à la face externe de la cuisse droite; le 29 des pustules et des chancres se formèrent sur la pituitaire. Le 1er mai l'animal succomba et l'autopsie démontra les lésions propres à la morve aiguë (1).

A la page 462 du *Recueil* de 1839, on lit: « Un cheval fut récemment amené à l'École d'Alfort pour une hémorrhagie de la jugulaire pour laquelle la ligature de cette veine fut pratiquée; l'hémorrhagie s'étant renouvelée à la suite de la chute de la ligature, un second nœud fut appliqué. Alors se développèrent des accidents locaux purulents et gangréneux; bientôt après se déclarèrent tous les symptômes de la morve aiguë à laquelle l'animal succomba. L'autopsie permit de constater toutes les lésions qui caractérisent la morve aiguë, dans les fosses nasales et ailleurs. Les pièces pathologiques ont été présentées à l'Académie de médecine par M. Renault: chacun comprendra l'importance de ce fait au point de vue qui nous occupe. »

Je continue par rappeler les cas de morve spontanée publiés dans le *Recueil*. Voici un fait dû à M. Delorme d'Arles que tout le monde connaît pour un praticien d'une habileté rare. Un cheval est acheté le 1er septembre et vu pour la première fois le 13 novembre par M. Delorme. A cette époque cet animal avait une fistule entre les lames du maxillaire; un état général satisfaisant et un léger

(1) *Recueil* de 1840.

engorgement des ganglions lymphatiques de l'auge, du côté gauche, ce qui sembla un mauvais présage. Plus tard la glande augmenta et un léger jetage verdâtre, s'attachant aux ailes du nez, apparut par la narine gauche. Le traitement fut assez négligé par le propriétaire, M. X., qui faisait travailler son cheval comme s'il n'avait pas été malade, suspect de morve. Le 18 décembre il présentait tous les symptômes de la morve chronique, ce qui surprit beaucoup M. X..., qui se décida à le faire abattre, seulement après avoir pris l'avis de deux autres vétérinaires. L'autopsie démontra qu'il n'y avait aucune lésion dans le poumon ni sur la muqueuse bronchique, mais qu'il y avait « un fort grand nombre d'ulcérations assez étendues, mais peu profondes » sur toute la partie supérieure de la fosse nasale gauche. « Les sinus étaient remplis d'une matière purulente d'un blanc grisâtre, leur membrane était superficiellement ulcérée sur divers points. » M. Delorme crut à cette époque « que la morve était née spontanément, sous l'influence de la diathèse purulente qui avait donné tant de persistance à l'écoulement fistuleux. » — « La maladie s'était réellement développée sous mes yeux, et le jour de l'abatage elle datait à peine d'une quarantaine de jours. » C'était bien la morve, puisque d'autres chevaux (les voisins) devinrent morveux.

M. Delorme ajoute que « dans le courant de ce même hiver on ne constata aucun autre cas de morve sur toute l'étendue de notre territoire ni dans les pays voisins, » et que « malgré toutes mes recherches, je ne pus découvrir aucune relation suspecte dans les accointances antérieures du malade ».

« En août 1844, j'avais acheté d'un de mes amis, pour le service d'un relais de poste qui m'appartenait, une belle jument de Tarbes, âgée de dix ans, énergique et vigoureuse, mais d'un caractère assez difficile. Cette bête, que je connaissais depuis plusieurs années, avait toujours joui d'une excellente santé; elle était notamment dans un parfait état lorsqu'elle fut introduite dans mes écuries. Uniquement employée au service des malles-postes, elle n'entrait que dans les écuries du relais, où jamais aucun cas de morve n'avait existé ; elle stationnait aussi douze heures chaque jour dans une écurie particulière établie à mi-chemin de Salon, à 12 kilomètres de mon relais. Cette écurie, où l'équipage de malle du maître de poste de Salon remplaçait le mien et réciproquement, était exclusivement occupée par nos chevaux, et, comme elle n'était jamais vide, aucun cheval étranger ne pouvait y pénétrer. A cette époque, et depuis plusieurs années, aucun cheval morveux n'avait existé dans la contrée ; j'étais d'autant mieux renseigné à ce sujet, surtout en ce qui concernait l'arrondissement d'Arles, que j'y exerçais depuis douze ans les fonctions de vétérinaire d'arrondissement. Je visitais en outre fort souvent la ville de Salon, et je savais, soit par moi-même, soit par le vétérinaire de la localité que je voyais très-fréquemment, qu'il n'existait depuis plusieurs années, ni dans les écuries de la poste, ni en aucun autre point du territoire de Salon, un seul animal atteint de la morve. Cette jument ayant été, en novembre 1845, après quelques jours de maladie, atteinte de morve aiguë, je ne pus raisonnablement rapporter l'origine de cette maladie qu'à une éclosion spontanée » (1).

M. Delorme a vu le farcin attaquer les chevaux d'un régiment, en garnison à Limoges, avec un caractère enzootique. « La plus insignifiante lésion de continuité, soit qu'elle résultât d'un heurt, d'une chute, du plus léger frottement, soit même de l'application d'un séton, déterminait à coup sûr, dans un intervalle de dix ou quinze jours, l'apparition de quelques boutons farcineux sur les bords de la plaie. »

M. Delorme attribuait cette complication à « l'action pernicieuse du climat ; » il aurait été bien plus dans le vrai s'il ne l'avait attribuée qu'à la mauvaise constitution, au mauvais état des chevaux de son régiment.

---

(1) *Recueil* de 1855.

FAITS EXPOSÉS A L'ACADÉMIE DE MÉDECINE PAR M. H. BOULEY

Un cheval est acheté par l'administration du gaz de Paris qui n'a jamais compté un seul cheval morveux dans ses écuries. Ce cheval fut réformé et vendu. Opéré de la ténotomie, il succomba à l'infection purulente et aussi à la morve, dont les lésions fort nombreuses furent constatées à l'autopsie.

Un autre cheval devint morveux à la suite d'un coup de timon sur la joue ; son voisin fut préservé.

M. Bouley continuant et s'adressant à M. Bouillaud lui proposa de faire abattre pour lui, et devant lui, un cheval qui avait « contracté la morve spontanément, à la suite d'une maladie chirurgicale du pied et de l'opération qu'elle avait nécessitée. Ce cheval, après l'opération, avait logé à part, dans un box nouvellement construit et dont il était le premier habitant » (1).

M. Liautard cite le cas d'une jument qui devint morveuse à la suite du dépôt, dans une plaie qu'elle avait au canon, du pus provenant du mal de garrot d'un cheval non morveux, qui fut réformé et vendu après guérison (2).

Il me reste à faire connaître les cas de morve spontanée que j'ai recueillis pendant plusieurs années.

N° VIII *bis*. — Jument normande, âgée de six ans, ayant du sang, mince, élancée, propre à la selle, souvent montée par un fourrier qui assistait à toutes les manœuvres, et de plus lui faisait faire tous les jours une course de 8 kilomètres (aller et retour) et assez souvent 16 kilomètres en plus que les autres chevaux du régiment. Vigoureusement montée et poussée à des allures assez vites, elle fut bientôt à bout de forces, sans pour cela avoir perdu beaucoup de son embonpoint très-suffisant pour

---

(1) *Recueil* de 1865.
(2) *Recueil* de 1868.

une bête de sa finesse et de sa conformation. Bien certainement elle n'avait pas toujours tout le temps de manger sa ration ; de plus elle était placée près de la porte, et quand elle rentrait plus ou moins mouillée de sueur, on la bouchonnait, on la séchait bien rarement. Indisposée, manquant d'appétit le 28 septembre, elle fut laissée en repos et surveillée ; le 29 septembre apparurent les premierss ymptômes du farcin aigu et ceux de la morve aiguë ; le 30 elle succomba à tous les symptômes, toutes les ulcérations de la morve aiguë la plus intense. Ses voisins ne présentèrent rien les jours suivants, pendant plus de cinq mois tout au moins. S'ils avaient été contagionnés, il n'aurait pas fallu aussi longtemps, je crois, vous croyez, pour remarquer chez eux un ou plusieurs symptômes, un ou plusieurs prodromes de la morve. Vous ne pouvez pas mettre ce cas sur le compte de la contagion, puisque depuis quatre mois il n'y en avait pas dans l'escadron, et, de plus, elle n'était pas présente au régiment lorsque le dernier cheval morveux avait été abattu. Alors, direz-vous, elle a été contagionnée dans l'écurie. Erreur encore, puisqu'on ne se rappelait pas depuis combien de temps il y avait eu un cas de morve dans la dite écurie. C'est vous dire qu'il y avait fort longtemps. Quoique cela vous paraisse peu fondé, mais parce que cela me paraît très-fondé et très-simple, ce cas de morve ne peut être attribué qu'aux courses répétées, quotidiennes, que faisait cette jument, tout en ne manquant jamais aux manœuvres, fort actives dans le moment et depuis plusieurs mois.

Elle avait eu la gourme en avril 1868.

N° IX. — Jument normande âgée de dix ans, propre à la selle, maigre, fatiguée, la physionomie abattue, l'œil terne, les poils secs, entrée à l'infirmerie pour deux cors énormes sur le côté gauche du dos. Opérés par extirpation, on trouva sous eux un décollement fort étendu sous l'aponévrose dorsale. La plaie mit longtemps à se combler, à se cicatriser, et jamais on ne put obtenir un pus louable, épais, malgré l'emploi de tous les ingrédients qui ont la propriété de lui donner ces qualités du pus de bon augure. Au milieu de mai, au moment où la cicatrisation était presque terminée, alors que notre malade jouissait du repos depuis plus d'un mois, tout en mangeant sa ration, elle se mit à jeter du naseau gauche ; jetage un peu vert et adhérent, surtout aux poils. Séquestrée immédiatement, elle fut soumise à un traitement approprié et efficace, puisqu'elle sortit guérie dans le courant de juin ; elle avait acquis assez d'embonpoint et assez de force pour reprendre son service, qu'elle ne fit pas longtemps, car le 15 suivant elle fut reprise pour le même motif. Jetage un peu vert et adhérent ; le 30 elle sortit guérie cette fois, car depuis elle fit son service sans interruption pendant plus d'un an. Au commencement de septembre de l'année suivante elle fut abattue pour la morve ; je n'y étais plus. Vous ne reconnaissez pas ce fait pour un cas de morve spontanée ? Quelques explications véridiques plus ou moins senties pourront vous rendre hésitants, ô contagionistes purs !

Cette jument était en mauvais état depuis quelque temps avant l'apparition des cors qui obligèrent à la remettre indisponible. On la surveillait de près ; on l'avait déjà dispensée de tout travail pendant des quinzaines en plusieurs fois ; sa ration avait été augmentée parce qu'elle était en mauvais état, et qu'on redoutait de la voir devenir morveuse. On était prudent, on prenait des précautions excellentes, mais sans valeur d'après vous, ô contagionistes purs. Vous ne vous seriez pas donné tant de mal ; vous auriez fait travailler cette jument qui serait devenue morveuse au bout d'un mois, et puis vous auriez cherché où elle avait bien pu être contagionnée ? Quand et comment ? Dans sa peau et en travaillant. A force de soins et de temps aussi, on réussit à en faire un cheval de service.

Et la preuve, c'est qu'elle travaille pendant un an sans désemparer. A la fin elle fut abattue morveuse. Quoi d'étonnant, puisqu'elle avait jeté deux fois, présenté deux fois un des symptômes de la morve? Ses voisins en furent-ils plus malades? A cela je ne puis répondre. Avait-elle été, fut-elle contagionnée? C'est difficile à croire, car depuis l'apparition des premiers symptômes jusqu'à sa mort, pendant un an par conséquent, un seul cheval n'appartenant pas au même escadron devint morveux spontanément. Tenez, c'est le suivant.

Nº X. — Cheval âgé de dix ans, élégant, magnifique de formes et d'embonpoint, très-souple et parfaitement dressé, presque toujours monté par des officiers, pendant l'indisponibilité, l'incapacité ou l'absence de leurs chevaux.

A faire ce métier, il devait devenir tout à fait fatigué, maigre, impropre à son rôle (1)! Cela arriva. Au mois de décembre 1869, il était efflanqué, en piètre état; avait les poils piqués, les membres raides, le dos et le rein voûtés. En fait d'allures, il n'en avait pas de régulières; le trot surtout lui était impossible; il tricotait, s'essoufflait vite. Profondément usé, avec les angles osseux en saillie, la peau tirée, adhérente, les poils longs, le ventre retroussé, le flanc cordé, il fut laissé en repos, mais trop tard. Le 8 décembre il fut amené avec un engorgement de la face interne du membre antérieur droit, depuis le genou jusqu'à la couronne. (Je ne donne pas l'observation avec tous ses détails, elle serait trop longue.) Engorgement, dur, chaud, très-douloureux, surtout au canon; la face externe parfaitement nette. On employa le vésicatoire. L'animal restait complétement immobile dans sa stalle, mangeait peu, était très-abattu. On le surveillait de près: rien aux naseaux ni dans l'auge. Enfin son état s'améliora un peu, le canon revint presque à ses dimensions normales, l'appétit augmenta progressivement et l'animal ne paraissait plus aussi souffrant. Huit jours plus tard, 20 décembre, fièvre intense, pas d'appétit, flanc cordé,

---

(1) Je répète qu'il était très-élégant.

profond abattement. En cherchant dans l'auge on sent un très-léger engorgement des ganglions, on dirait qu'ils commencent à grossir ; pas de jetage.

(Il se trouvait, depuis son entrée à l'infirmerie, entre deux chevaux qui n'avaient et n'ont jamais présenté le moindre symptôme de morve. Avant il avait pour voisins deux chevaux dont on peut dire la même chose. La contagion fait donc défaut.)

Le lendemain, ganglions plus gros, un peu douloureux, non adhérents et pas durs. Jetage séreux ; peu à peu les symptômes s'aggravèrent, le membre postérieur gauche s'engorgea ; le jetage devint jaune, strié de sang, adhérent, collant, la glande devint énorme ; une corde aussi grosse que l'aorte allait de l'auge au bord antérieur du masséter, sur la face. Pas de chancre visible. Abatage le 30 décembre. A l'autopsie on rencontra de nombreuses et larges ulcérations sur les parties supérieures de la pituitaire, et une collection de pus jaune dans les sinus. On n'ouvrit pas la poitrine, parce que c'était inutile pour la certitude du diagnostic.

N° XI. — Cheval de selle, haut monté sur jambes, maigre, mince de corps, ayant les pieds de devant encastelés, peu d'allure, marchant mal et lentement au pas, le trot décousu, préférant le galop, s'essoufflant vite, d'une mauvaise constitution, jamais malade cependant (il comptait au régiment depuis huit mois), mais aussi travaillant très-peu. Obligé de faire rapidement deux étapes de suite, il n'y parvint qu'avec peine, à force d'être malmené, battu, non à coups d'éperon, mais à coups de trique. En arrivant aux gîtes d'étapes, il n'en pouvait plus ; j'ajoute que pendant ces deux jours de route, en décembre, une pluie fine et froide ne cessa presque pas de tomber, et que ce pauvre animal avait été tondu environ vingt jours avant.

Laissé en repos pendant trois jours de suite, le quatrième, il fut pris à l'infirmerie pour une boiterie du bipède diagonal droit; le membre antérieur était encastelé, et le postérieur venait d'être serré par les clous. Il était en mauvais état, mais il avait bon appétit, et, au pas, la claudication était peu apparente. Les jours suivants, depuis le 23 janvier jusqu'au 8 février, son état s'améliora un peu; il ne prit guère d'embonpoint, mais les deux boiteries avaient presque disparu; le trot était possible. Le lendemain, 9 février, changement complet. Boiterie intense du même membre antérieur (le droit), accompagnée d'un engorgement chaud, très-douloureux, de la face interne de l'avant-bras. On ne savait comment expliquer cette complication subite si intense, qui disparut vite tout entière, boiterie et engorgement, après deux frictions vésicantes faites le 9 et le 10. Le 14, amélioration notable; l'état de l'animal est semblable à ce qu'il était le 7 et le 8, l'appétit est bon, aucun symptôme de maladie, seulement la maigreur reste la même.

Le 15, autre complication plus grave, du moins cette fois elle est considérée comme telle, et appréciée avec toutes ses conséquences.

Le canon antérieur gauche est engorgé, tout à fait cylindrique, chaud et très-douloureux; on craint que cet engorgement ne précède le farcin ou la morve; l'animal n'est pas séquestré, mais il est observé avec soin. Rien dans l'auge, ni par les naseaux, ni sur la pituitaire. Le 17, quelques petits boutons durs, très-douloureux, semblables à des clous, apparaissent sur la face antérieure et externe du canon précité; la boiterie est intense, l'appétit a diminué, la physionomie du malade annonce la souffrance; il y a fièvre. On le séquestre, on l'isole, ô contagionistes exclusifs, parce qu'on craint la morve et qu'on croit que le virus morveux se fabrique dans le moment, peu à peu. L'idée fut bonne, la précaution excellente, car, trois jours plus tard, le 20, il se mit à jeter. Le jetage était jaunâtre, très-légèrement safrané, adhérent, collant, desséché en croûtes noirâtres sur les ailes du naseau gauche; dans l'auge et à gauche existait une glande un peu allongée, légèrement pédiculée, dure, non adhérente, peu douloureuse. Sur la pituitaire il n'y avait que quelques points rouges disséminés çà et là, mais surtout à la partie inférieure, sur le cartilage du bout du nez.

Le lendemain, jetage un peu plus safrané, strié de sang, ce qui fait croire qu'il existe des chancres dans les parties supérieures de la pituitaire, quoiqu'il, ou plutôt parce qu'il n'y en a pas de visibles; mais on sent et on aperçoit plusieurs petits tubercules.

Le 22. Tous ces symptômes seraient suffisants pour le faire abattre, néanmoins on le conserve parce qu'il est bien isolé et la contagion nullement à craindre ; un des petits tubercules s'est abcédé ; par la pression il se vide, donne un peu de pus blanc, mal lié. 23. Le jetage et la glande ont diminué ainsi que la boiterie, qui est presque nulle au pas seulement. 24. Deux petits boutons situés à la face externe du canon antérieur gauche ; l'un et l'autre au milieu d'une portion de peau grande comme une pièce de 5 francs en argent, douloureuse, dure, tendue, comme on en voit dans le javart cutané; le sommet de ces deux boutons est formé d'une croûte qui, en tombant, laisse voir un trou fait comme avec un emporte-pièce, par lequel s'échappe un pus d'abord semblable à de l'huile à demi figée, ensuite plus épais. Est-il virulent ce pus? 25. Même état. 26. Pour en finir plus vite, pour obtenir des chancres visibles, on purge l'animal. 27. Deuxième dose purgative. 28. Etat général pitoyable, maigreur presque effroyable, pas d'appétit, jetage tout à fait rouille, glande stationnaire; un petit chancre apparaît au sommet d'une élevure. L'abatage est demandé et accordé pour le lendemain.

Autopsie. — 29. Dans les parties supérieures des cavités nasales se voient un grand nombre de chancres dont les bords sont irréguliers, déchiquetés, dentelés, taillés à pic, et surplombent le fond qui repose sur le cartilage de la cloison nasale. Vers le tiers inférieur de celle-ci existe une plaie ulcéreuse, assez large pour recevoir l'extrémité du petit doigt, à fond rugueux, d'un gris plombé, avec des bords réguliers, légèrement inclinés. De nombreuses ecchymoses existent sur la plèvre pulmonaire qui ressemble à une mosaïque. Il n'y a pas de tubercules miliaires; il n'y en a pas davantage immédiatement sous la plèvre; mais il s'en trouve un grand nombre dans le tissu pulmonaire gros comme du plomb du numéro 2, isolés les uns des autres, durs, grisâtres. Vous croyez, je crois, nous croyons bien que c'était la morve. D'où venait-elle? C'est ce qu'il faut voir. Tous les chevaux qu'il avait eus pour voisins, les uns longtemps comme les numéros 4 et 6, 5 et 2, les autres en passant, peu de temps, comme les numéros 5 et 2, 5 et 8, 4 et 5, 5 et 6, 4 et 2, 5 et 6, 8 et 1, 6 et 4, n'avaient pu lui communiquer la morve, puisque jamais ils n'en avaient présenté seulement un symptôme, et que depuis, un seul, 5 et 4 qui était son voisin de gauche au moment où lui devenait morveux, par conséquent qu'il avait contagionné un peu peut-être. Je dis peut-être, parce que 5 et 4, le lendemain du 17 et les jours suivants, présenta les symptômes qui suivent : jetage gris, non adhérent, éparpillé sur les poils de l'entrée des naseaux; ganglions de gauche de l'auge très-légèrement engorgés, indolores, sans adhérence, mais un peu pédiculés; toux humide, assez fréquente. Rien sur la pituitaire. Observé pendant près d'un an jusqu'à la réforme, qui fut prononcée parce qu'il était devenu outré-poussif, ce numéro 5 et 4 n'a jamais plus présenté aucun symptôme alarmant, et ses voisins pas davantage, les numéros 5 et 8, 5 et 1, 8 et 1, 6 et 4, 9 et 0, 5 et 6.

J'ajoute qu'il n'est pas devenu morveux chez son nouveau propriétaire, puisque jamais on n'a fait de réclamation pour le remboursement d'une partie de la somme d'achat, ce qui n'aurait pas manqué de se produire s'il était devenu morveux. Je reviens au numéro 5 et 1, qui n'avait pu être contagionné par ses nombreux voisins.

Vous me direz, ô contagionistes quand même, qu'au gîte d'étape (un seul, puisque, après le deuxième jour de route, il fut logé dans un quartier de cavalerie) il avait dû être logé dans une écurie ayant contenu un cheval morveux. Je n'en sais rien ; mais je vous ferai remarquer qu'il n'était pas seul dans cette écurie, et que les autres ne sont pas devenus morveux, et surtout que rien, absolument rien ne permet de supposer qu'un cheval morveux avait passé par-là. Et puis il arrive à la garnison bien portant, il commence par boiter de l'encastelure, la claudication disparaît peu à peu, puis apparaissent des engorgements qu'on suppose les précurseurs de la morve. Juste, dites-vous, c'était la morve qui arrivait à la fin de sa période d'incubation.

Oui, à la fin de sa période d'incubation, car le virus morveux s'était fabriqué peu à peu depuis la marche forcée faite à coups de trique, pendant deux jours, par une pluie fine et en plein hiver.

Voilà les causes de la morve chez ledit cheval et non votre contagion, tellement problématique qu'il faut saisir aux cheveux un temps d'arrêt de quinze heures pour que vous trouviez une explication à nous donner. Je passe à un autre.

N° XII. — Cheval alezan, de trait, en bon état d'embonpoint, bien conformé, d'une bonne constitution, faisant un bon service, placé dans un coin d'écurie où il est exposé au courant d'air qui a lieu entre la porte, placée derrière lui, et une fenêtre percée au-dessus de lui, à 4 mètres du sol de l'écurie. Par cette fenêtre il a reçu plusieurs fois la pluie et aussi la neige, et comme il est tondu depuis peu de temps, qu'il n'a pas de couverte, qu'il est exposé à un courant d'air, glacial souvent et presque continuel, il a eu froid, même très-froid, car plusieurs fois au réveil il a été vu tout tremblant et ses voisins également, mais moins, parce que le courant d'air de la porte à la fenêtre n'agissait guère que sur lui et un peu sur son voisin de gauche, son camarade de travail, encore aujourd'hui parfaitement bien portant et n'ayant jamais été malade. Le 1er décembre, il est pris à l'infirmerie et isolé pour une glande dure, indolente, non adhérente au maxillaire, grosse comme un œuf de poulette, lobulée, mamelonnée et adhérente aux parties profondes. Pas de jetage, sur la pituitaire une petite surface congestionnée du diamètre d'un petit pois. 2. La glande est adhérente au maxillaire, profonde, aplatie, obliquement de dedans en dehors et de dessus en dessous elle est moins irrégulière, moins mamelonnée et tout aussi indolente. Pas de jetage; sur la puitiitaire deux abcès de la grosseur d'une tête d'épingle. 3. Plusieurs élevures apparaissent sur la pituitaire, principalement au repli de l'aile interne du naseau droit; elles sont assez élevées, coniques, dures, et d'un rouge vif dans toute leur étendue. La glande est la même; toujours pas de jetage. Le 4 et le 5, même état. Le 6, on administre 30 grammes d'aloès succotrin. 7, même dose. 8, purgation assez abondante. Les élevures sont passées à l'état de tubercules blancs, durs et entourés d'un petit cercle jaune à la base; la glande est un peu plus étendue, plus large, avec des lobules moins serrés, plus gros et plus mous; elle est adhérente aux parties profondes et au maxillaire; il y a un léger jetage gris, peu adhérent; l'animal mange sa ration. 9, même état. 10, jetage plus abondant, plus adhérent, pas strié de sang; le cercle jaune de quelques tubercules gagne d'étendue en hauteur, le sommet seul est d'un blanc nacré. Les jours suivants, les mêmes tubercules deviennent complètement jaunes, moins durs, s'ulcèrent au sommet et se transforment en petits chancres à bords dentelés, déchiquetés, taillés à pic; le jetage est plus abondant, gris, adhérent; la glande plate, dure, adhérente. En présence de ces symptômes, on demande qu'il soit abattu, ce qui est accordé et fait dans la journée du 13.

Autopsie. — Il n'y a rien dans les sinus ni dans les parties supérieures des cavités nasales; inférieurement on ne trouve que les chancres déjà cités, sous le repli de l'aile interne du naseau droit, plus quelques érosions superficielles. Le poumon ne présente pas un seul tubercule miliaire ni une seule ecchymose. Il n'y a que deux noyaux tuberculeux, de la grosseur d'une forte noisette, à la face interne du bord supérieur du lobe pulmonaire gauche, formés de plusieurs couches qui se séparent l'une après l'autre sous la pression des doigts, en laissant à la fin un noyau gros comme un pois, de substance grise, dure. Ce cheval était morveux, et certainement il aurait guéri. Je ne l'ai pas sur la conscience, mais je me repens, quoique j'aie eu raison de l'avoir fait tuer. Par un traitement que j'ai essayé avec succès sur d'autres aussi malades que lui, j'aurais pu le guérir et le guérir complétement.

Prenez-vous ce cas pour de la morve spontanée, ô contagionistes purs? Ici il n'y a pas moyen d'invoquer le séjour terriblement dangereux d'une écurie de particulier; son voisin, qui était son camarade de travail, n'a pu lui transmettre la morve, puisqu'il est encore aujourd'hui superbe et n'a jamais été malade; il a pourtant séjourné à l'infirmerie, mais uniquement pour lui permettre de prendre un peu de repos, car tous les chevaux travaillaient beaucoup dans le moment à cause des classes; vous ne direz pas qu'un autre plus ou moins éloigné lui a transmis la morve, puisqu'il n'y en avait pas de morveux, pas même de douteux, et que sa batterie n'en a plus compté depuis; et il y a près d'un an qu'il est mort.

N° XIII. — *Antécédents*. Elle séjourne à l'infirmerie :

En 1854, du 15 au 25 novembre, pour bronchite;

Du 15 décembre 1854 au 10 janvier 1855, pour bronchite;

En 1855, du 4 au 24 février, pour coup de pied au boulet antérieur gauche;

1857, du 2 au 11 mai, pour plaie contuse à la jambe droite;

1859, du 28 avril au 1er juin, pour fatigue, mauvais état ;

1859, du 21 juin au 7 juillet, pour la dernière fois.

Jument de selle, fine, légère, élégante, ayant du sang, trottant bien et longtemps, galopant parfaitement, vite et légèrement, enfin, une excellente monture choisie par un sous-officier, qui la fatigua de bonne heure à force de lui demander des allures de manège, et surtout à cause des nombreuses manœuvres auxquelles il était obligé d'assister. Dans un an environ, cette pauvre bête devint maigre, abattue, sans force, avec une vigueur de quelques instants. Lentement, l'appétit devint paresseux; elle boudait sur l'avoine; voyant cela on la mit indisponible et on lui donna des aliments de choix; des toniques furent administrés en électuaire. Ce changement de régime amena une légère amélioration, mais pas complète, parce que la constitution de la malade était fortement attaquée, délabrée; l'appétit revint cependant, la ration d'avoine était mangée tout entière, mais lentement, à plusieurs reprises; celle du repas du soir restait en grande partie dans la mangeoire à la tombée de la nuit; c'était le matin seulement, à l'heure de l'appel, qu'on n'en trouvait plus. Cet état se maintint pendant plusieurs mois sans aucun changement.

Malgré son extérieur peu satisfaisant elle fut remise à un travail modéré qui la mit encore plus bas ; elle se prit à tousser ; la toux était sèche, petite, courte, répétée, fortement quinteuse, assez facile, toujours de la même force, n'ébranlant pas tout le corps, mais semblant au contraire partir de la gorge, comme s'il y avait eu angine ; en serrant le larynx on la provoquait facilement avec les mêmes caractères.

Son état maladif, le ralentissement de ses allures, une diminution très-forte de l'ampleur de ses formes, l'aspect foncé, sec, terne de sa robe engagèrent à la mettre au repos absolu et à lui donner des toniques et des aliments de choix ; pendant plus de deux mois elle resta dans cette situation, sans se refaire, sans profiter ; elle n'acquit ni force ni embonpoint. Ne pouvant en faire une bête de service, elle fut proposée pour la réforme malgré son âge. Environ quinze jours après avoir été proposée pour la réforme elle devint pleurétique; l'épanchement pleural, l'hydrothorax enfin, se produisit tout à coup, sans la moindre aggravation des symptômes, sans que l'appétit s'arrêtât, du moins son cavalier ne s'aperçut de rien. Un jour on fut surpris de lui voir le flanc cordé, les côtes bien dessinées sous la peau. La poitrine fut percutée et on trouva une matité complète dans son tiers inférieur; des deux côtés l'exploration donna les mêmes résultats. Il n'y avait pas à hésiter pour le diagnostic, on avait affaire à un épanchement double, à l'hydrothorax; l'auscultation ne faisait rien percevoir dans les parties inférieures des lobes pulmonaires; un bruit de souffle s'entendait à la limite de l'immersion du poumon dans le liquide que renfermait la poitrine; le pouls était petit, mince, un peu accéléré; la respiration ne présentait pas le soubresaut du flanc caractéristique de l'épanchement pleural. Pour lever tous les doutes, il n'y avait qu'à faire la thoracentèse. On la fit immédiatement, et un liquide jaunâtre, limpide, mousseux, sortit à pleine canule. Recueilli dans une éprouvette il laissa déposer, appliqué contre la paroi, un petit caillot filandreux, sans consistance, même gélatineux et paraissant formé de cellules pleines de liquide; dans le milieu de son épaisseur il était encore moins consistant. Retiré de l'hématomètre où la sérosité resta seule, il s'affaissa et perdit la forme cylindrique que lui donnait le vase. Quelques gouttes d'acide azotique versées dans l'éprouvette coagulèrent immédiatement le sérum; le coagulum devint blanchâtre, presque blanc dans quelques points et légèrement coloré en bleu dans d'autres. Après avoir bien établi le diagnostic il me fallait tenter d'obtenir la guérison, ce qui n'était pas facile. Voulant cependant faire quelque chose, j'essayai plusieurs médicaments en pure perte; l'état de la malade empira de plus belle, à cause du traitement. Quarante-huit heures avant sa mort l'animal présenta les symptômes suivants: jetage très-adhérent, poisseux, verdâtre, strié de sang et fort abondant; chancres nombreux sur la pituitaire, en partie ulcérée, détruite. Ganglions de l'auge engorgés, douloureux, adhérents, situés profondément dans l'auge.

Autopsie. — Pas beaucoup de fausses membranes sur les plèvres, liquide rougeâtre, mais pas mal de tubercules miliaires et de nombreuses ecchymoses sur les poumons. Était-ce la morve ? Je crois que oui. Et que celui qui verra cette fois un cas de morve de contagion lève la main. Je lui promets ma voix pour le canoniser, comme son maître saint Thomas, l'apôtre.

Nº XIV. *Ferrure.* — Jument normande âgée de sept ans, forte, excellente carrossière, capable de monter un cuirassier, bien musclée, ayant un trot vite et régulier. Pendant vingt mois environ elle fit un excellent et pénible service; elle travailla même trop, relativement à la faible ration qu'elle recevait, aussi perdit-elle peu à peu ses forces et son embonpoint, devint maigre, faible, avec des allures raccourcies et le squelette fortement accusé presque partout.

Mise indisponible le 12 juin, pour mauvais état, elle entra à l'infirmerie le 15 pour une boiterie intense qu'on considéra d'abord comme un signe précurseur de la morve, à tort puisque le lendemain on trouva un abcès sous la sole; à partir de ce moment jusqu'à sa mort elle n'eut aucun voisin et resta seule dans une écurie de deux places. Soumise à un régime réconfortant, elle ne put reprendre les forces qu'elle avait perdues; son embonpoint augmenta bien un peu, mais ses formes restèrent toujours effacées et le poil terne, long. Sa constitution était trop attaquée, trop abîmée depuis longtemps pour céder dans quelques jours à un traitement même excellent : elle resta faible, abattue, avec la physionomie fatiguée et des allures lentes. Il arriva un moment où on ne désirait qu'une chose, qu'elle vécût seulement jusqu'à l'époque de la réforme. Elle ne put aller jusque-là : insensiblement, sans présenter aucun symptôme d'acuité, sans qu'on observât aucun changement dans son état, sans qu'elle perdît même l'appétit, l'hydrothorax se forma et ce fut lorsque la poitrine fut au tiers occupée par le liquide pleural que le nouvel état très-grave de la malade fut reconnu. J'employai aussi un traitement qui m'avait déjà réussi plusieurs fois, et m'a réussi depuis : je répétai la ponction de la poitrine suivie de l'injection de substances diverses. Rien n'y fit ; l'animal fut en s'affaiblissant de plus en plus, épuisé par la fièvre qui avait détruit l'appétit. Quatre jours avant sa mort il présenta les symptômes suivants : jetage par les deux naseaux, d'abord gris, non adhérent, puis un peu jaune, enfin rouillé, mêlé de stries sanguines et adhérentes ; les deux derniers jours la partie séreuse du jetage tombait goutte à goutte, plus vite que ne battent les secondes; glande très-dure, très-adhérente, aplatie, entourée comme d'une gangue inflammatoire, et très-douloureuse; de la glande partait une corde énorme, grosse comme l'aorte, très-douloureuse et allant en suivant le trajet du canal de Sténon jusque sur la face, où elle se perdait sur le bord antérieur du masséter externe; pituitaire d'un rouge foncé, puis violacée, presque noirâtre, et sur le point de se détacher d'une seule pièce. L'animal mourut le 27 août, emporté par la morve aiguë qui était venue compliquer l'hydrothorax. A l'autopsie on ne trouva rien dans le poumon, pas un seul tubercule miliaire, pas une seule ecchymose et très-peu de fausses membranes sur les plèvres.

C'est ici le cas de rappeler ce qu'a écrit M. Renault sur les lésions de la morve aiguë (1) : « Il est digne de remarque que lorsque les pustules, ulcérations ou collections purulentes, sont très-abondantes dans les cavités nasales, les abcès métastatiques ou noyaux purulents, caractéristiques de la morve aiguë, sont rares ou très-rares dans le pou-

(1) *Recueil* de 1849, p. 13 et suivantes.

mon. » Était-ce bien la morve? Si ce ne l'était pas, on voudra bien me dire ce que c'était, car moi je n'en sais rien si ce n'était pas la morve; et je ne suis pas près de me ranger du côté de ceux qui nieront l'existence de la morve.

En tout cas, les mêmes précautions ne furent prises que pour la morve aiguë la plus horrible. Quant à mettre en doute la spontanéité de ce cas de morve, c'est tellement impossible que je n'en dis pas plus long.

Comme antécédent on ne lui a connu qu'un séjour à l'infirmerie, du 15 au 23 juin, pour un clou de rue au membre antérieur droit.

N° XV. — Jument venue de Normandie, assez commune, ayant la tête droite, les oreilles toujours dressées, la croupe avalée, le ventre petit, de longs membres, une constitution affaiblie et des allures lentes et dures.

Antécédents. — Séjours à l'infirmerie :

Du 3 juin au 15 juillet 1865 pour une pneumonie avec altération de sang;

Du 9 au 27 janvier 1866 pour bronchite ;

Du 26 avril au 16 mai 1866 pour plaies contuses au membre antérieur ;

Du 27 décembre au 3 avril 1867 pour coup de pied au jarret gauche, compliqué de farcin d'abord, puis de morve. Abattue le 3 avril 1867.

La dernière fois qu'elle entra à l'infirmerie, elle avait les poils secs, longs, l'œil abattu et se trouvait en assez mauvais état. Elle venait de faire une route d'une vingtaine de jours, assez rapidement, par un temps très-mauvais, un vent violent et les routes couvertes de neige. Mise avec la colonne de l'infirmerie parce qu'elle boitait d'un coup de pied au jarret gauche, elle arriva dans la nouvelle garnison, toujours boiteuse, avec une plaie consécutive au coude-pied presque aussi large que la main, couverte de bourgeons charnus, fort rouges, saignant facilement. Comme elle n'avait pas autre chose, on la mit dans l'écurie des blessés soit par la selle, soit autrement, mais tous mangeant bien et nullement atteints ni suspects de morve. Plusieurs drogues furent employées inutilement contre cette plaie rebelle et bourgeonneuse. Les jours suivants tout autour de la plaie se développèrent d'abord trois, puis cinq boutons coniques, constitués par le derme de la peau, au sommet dépilé et violacé. Ces boutons, suivis de plusieurs autres, furent abandonnés quelques-uns à leur développement et les autres coupés de bonne heure à la base. Ces derniers ne donnèrent que quelques gouttes de sang; les premiers se comportèrent différemment les uns des autres; plusieurs s'abcédèrent et donnèrent une petite quantité de pus blanc, très-épais, expulsé en une seule masse grosse comme un pois, un haricot, et en laissant une petite cavité alvéolaire se comblant facilement de bourgeons charnus, toujours rouges; d'autres perdirent leur sommet violacé frappé de gangrène, devinrent autant de plaies rougeâtres qui se recouvrirent bien vite d'une croûte noire peu adhérente. Les jours suivants, de vrais boutons de farcin apparurent disposés en chapelet sur une corde farcineuse, d'abord dure et douloureuse, s'étendant depuis le jarret jusqu'au plat de la cuisse, en longeant la veine saphène. Tous se ramollirent, s'abcédèrent; ils furent ouverts avec le fer rouge et il s'en écoula du pus semblable à de l'huile à demi-figée; aux eschares succédèrent des ulcères farcineux se recouvrant d'une croûte brunâtre, épaisse, adhérente par sa circonférence au pourtour de la plaie qui, pendant ce temps, se remplissait d'un pus semblable au premier. La corde diminua de volume ; la plaie principale resta stationnaire; celles consécutives aux premiers boutons, les premiers formés, qui n'avaient pas les caractères farcineux, se cicatrisèrent à la longue ; mais les ulcères farcineux ne diminuèrent jamais.

Isolée depuis quelque temps, soumise à un traitement convenable, notre malade devint glandée. Ensuite un jetage jaunâtre, adhérent, apparut par le naseau gauche; enfin, des ulcères se montrèrent sur la pituitaire, et l'animal fut abattu le 3 avril. On rencontra toutes les lésions de la morve chronique à l'autopsie qui fut faite devant plusieurs vétérinaires fort capables.

Que dites-vous de cette morve à marche si singulière, ô contagionistes ébranlés? Ébranlés, dites-vous? Jamais! ce n'est pas pour si peu que nous pouvons l'être. Nous verrons bien. Je veux que vous démolissiez vous-mêmes votre conviction pourtant bien ancrée sur la non-spontanéité de la morve. Lisez-moi jusqu'à la fin. D'abord résumons ce dernier fait. Un cheval en assez mauvais état reçoit un coup de pied qui produit une plaie; tout autour se développent de petits boutons que j'appellerai du farcin volant, selon l'expression des anciens et de quelques vétérinaires encore vivants; expression que vous n'admettez pas, ce qui n'a rien d'étonnant du moment que vous n'admettez même pas la morve spontanée; mais que j'admets et que je veux expliquer. Ces petits boutons, que j'ai observés quelquefois et toujours sur des chevaux affaiblis, ne sont pas du farcin proprement dit. Ceux qui en ont parlé ont voulu dire que ces petits boutons, qui se développent toujours autour d'une lésion traumatique, disparaissent souvent seuls dans plus ou moins de temps, ce qui leur a valu le mot volant, mais que d'autres fois ils sont suivis ou se montrent en même temps que de vrais boutons de farcin compliqué ensuite de la morve; c'est pourquoi on les a considérés comme du farcin volant. Par eux-mêmes ils n'ont de gravité que parce qu'ils annoncent une constitution affaiblie, misérable, très-prédisposée à l'affection morveuse.

Voilà. Ce n'est peut-être pas très-clair, mais... je je reviens aux dits petits boutons qui sont suivis, chez mon malade, de véritables boutons de farcin, d'une corde farcineuse; enfin, la morve arrive et la mort aussi.

Ce cheval était-il morveux lorsqu'il reçut le coup de pied le 27 décembre? Vous ne le croyez pas. Ses voisins lui communiquèrent-ils la morve? Ce n'est pas possible puisque aucun ne l'avait, et que tous sortirent guéris de l'infirmerie pour faire leur service. Comment la morve a-t-elle pu se développer? D'où est-elle venue? Notez qu'elle a mis trois mois à se montrer! Elle est venue toute seule comme vous pouvez le voir, fabriquée peu à peu dans la peau du malade à mesure qu'il s'affaiblissait; enfin, elle est venue spontanément.

Je veux finir par un cas de farcin spontané aussi.

XVI. — Cheval alezan foncé, mince de corps, assez commun, en train de maigrir depuis quelques jours, ayant travaillé beaucoup à toutes les allures, mis indisponible pour mauvais état au commencement de mars, maintenu dans cette situation jusqu'à son entrée à l'infirmerie le 15 avril, où il fut admis, parce qu'il ne récupérait ni forces, ni embonpoint dans les rangs, quoiqu'il ne fît aucun travail et reçût la ration ordinaire. Depuis quelques jours déjà il portait à la face externe et antérieure de la jambe gauche une espèce de bouton dur, peu douloureux, ne comprenant que la peau; plus tard fendillé, couvert de bourgeons charnus et donnant un pus rougeâtre, peu épais, trouble. Ce bouton devenu ainsi une plaie, du diamètre d'une pièce d'un franc, ayant de mauvais caractères, n'eut jamais aucune tendance vers la guérison, malgré plusieurs applications locales de drogues cicatrisantes ou caustiques; il persista avec ses bourgeons presque rosés, cependant, en continuant à donner du pus rougeâtre. Le 26 avril, on constate à la partie supérieure de l'encolure, près de la glande tyroïde gauche, une tumeur œdémateuse, mollasse, de la largeur de la main et percée de deux petits trous comme faits avec un emporte-pièce, donnant écoulement à du pus semblable à celui du bouton et à celui des abcès du pied avec enclouure et carie. Il y a boiterie intense du membre postérieur gauche. Considérant cette claudication comme un signe précurseur de la morve ou du farcin, on isole l'animal et on lui administre des toniques et 1 gramme d'acide arsénieux. Le 29 avril, un troisième bouton s'est ouvert à la face interne de la jambe gauche ; il donne un pus rougeâtre et existe au milieu d'un engorgement œdémateux, plus long que large et grand comme la main. La boiterie est plus forte. 1er mai, on plonge le cautère dans le dernier bouton qui donne cette fois un pus blanchâtre, séreux. La boiterie est toujours aussi intense; la portion de peau qui se trouvait comprise entre les deux petits trous dont était percée la tumeur farcineuse de l'encolure tombe frappée de gangrène en laissant une plaie à gros bourgeons, saignant facilement, d'un aspect rouge, noirâtre, avec des bords taillés à pic, irréguliers, comme ceux d'un ulcère farcineux. Pansement avec l'essence de térébenthine. 3 mai. Les plaies donnent un pus épais, blanc, presque louable, mais en petite quantité. 4e bouton à la face externe de la jambe gauche. Même traitement tonique et arsenical; boiterie aussi intense. Le 4, une tumeur de la grandeur de la main, dure, ferme, tendue, douloureuse, en relief, se forme au dessus du 4e et dernier bouton. Le 5 elle est moins apparente; les plaies donnent un pus blanc, moins épais. Pas de jetage, pas de glande, appétit médiocre. 6, même état. 7, les plaies de l'encolure des faces interne et externe de la jambe gauche sont bourgeonneuses, saignantes et donnent un pus rougeâtre. Même boiterie, appétit médiocre. 8, une tumeur de forme ovale, assez tendue, peu douloureuse, se montre au tiers inférieur de la face externe de l'avant-bras gauche. Electuaire tonique, 2 grammes acide arsénieux. Régime tonique. 9, la tumeur de l'avant-bras s'est ramollie très-vite, puisque dans la nuit elle s'est vidée par une ouverture faite comme avec un emporte-pièce, qui donne encore sortie par la pression à un pus rougeâtre, presque couleur lie de vin. Plusieurs petits boutons coniques, isolés, peu douloureux, se montrent sur plusieurs régions du corps; le plus gros existe au-dessous de la veine gauche de l'éperon. Le membre postérieur gauche augmente de volume depuis la couronne et surtout le jarret jusqu'au grasset. Mauvais signe. 10, presque tous les boutons se sont ouverts, un très grand nombre donnent un pus rougeâtre, assez épais, par des plaies ulcéreuses qui s'agrandissent vite. Electuaire tonique avec essence de térébenthine. 2 grammes acide arsénieux. 11, toutes les plaies donnent un pus blanc plus ou moins épais; il a changé de couleur comme par enchantement, ce qu'il faut attribuer à l'essence de térébenthine. Diurèse abondante, même traitement, peu d'appétit. 12 matin, les plaies sont couvertes de croûtes noirâtres, sèches, cassantes et peu adhérentes; quelques boutons donnent un pus blanc, légèrement jaunâtre, d'autres rien; il y en a qui sont affaissés et dont le sommet est caché par une croûte sèche et adhérente. Appétit un peu revenu. L'animal a maigri beaucoup depuis quelques jours; il est bien faible et bien abattu. La diurèse se maintient abondante. 12 soir, les mouches se précipitent en grand nombre sur les plaies; on les recouvre d'huile de cade. 13, l'animal paraît un peu moins abattu, mais si peu qu'il ne faut y attacher grande importance. 13, les plaies suppurent moins et n'ont pas autant le caractère ulcéreux; l'animal paraît moins fatigué; le membre postérieur gauche est toujours engorgé, surtout du jarret au grasset. Le membre antérieur correspondant commence aussi à devenir plus gros. On donne du quinquina, de la gentiane, de l'essence de térébenthine, du fer et aussi de l'acide arsénieux (5 grammes). L'animal mange une demi-ration d'avoine et un barbotage composé de farine deux tiers, son un tiers. 14, tous les boutons, les anciens comme les nouveaux, donnent un pus clair, séreux, de mauvaise nature. En somme l'animal est faible; il maigrit chaque jour; de nouveaux boutons apparaissent; mais tous, trois exceptés, occupent le côté gauche du corps et ne sont aujourd'hui pour la plupart (les anciens) que des plaies ulcéreuses plus ou moins grandes. Le membre antérieur gauche est engorgé et boiteux. Rien du côté de la tête, diurèse toujours abondante. Même traitement. 15, l'animal est bien maigre; il boite moins cependant.

La jambe gauche à sa face interne n'est qu'une vaste plaie ulcéreuse; celle de l'encolure se recouvre d'une fausse membrane jaunâtre, recoquillée et peu adhérente; la tumeur de la jambe gauche donne abondamment un pus séreux, contenant quelques grumeaux comme caséeux, ressemblant à ceux de la collection des sinus. Des trois boutons formés sur la partie latérale droite du corps, un seul s'est abcédé, et encore a-t-il peu de pus. Pour nourriture on donne tout ce qu'il est possible de se procurer. Malheureusement on ne réussit pas à réveiller l'appétit, malgré des électuaires toniques; aussi l'amaigrissement fait des progrès; sur toutes les plaies on met de l'huile de cade. Le 16, elles se recouvrent de fausses membranes jaunâtres, plissées, recoquillées et donnent peu de pus; c'est au dernier ingrédient qu'il faut attribuer l'arrêt de la suppuration; la plaie farcineuse de la face externe de la jambe qu'on n'a pas touchée avec l'huile de cade fournit une assez grande quantité de pus un peu jaune, lié, plus épais que d'ordinaire, presque semblable à de l'huile figée. Appétit nul, amaigrissement de plus en plus marqué; douleurs articulaires rhumatismales dans le membre postérieur droit, qui est tenu levé de temps en temps. Pas de traitement : l'animal n'a pas longtemps à vivre. Dans la nuit du 16 au 17, il meurt doucement, sans secousse, comme une lampe qui n'a plus d'huile, et il est certain qu'il ne lui restait pas beaucoup de graisse à brûler.

Autopsie. — Les cavités nasales et les sinus ne présentent aucune altération ni collection, les poumons contiennent des tubercules, les uns superficiels, les autres profonds, tous gros comme des petits pois ou plus petits; ceux placés sous la plève pulmonaire ne sont pas entourés d'auréole inflammatoire; ceux noyés dans l'épaisseur du poumon ont un noyau central, grisâtre, dur, entouré d'une coque formée par la substance pulmonaire comme hépatisée, d'un aspect marbré et rougeâtre, une substance jaunâtre, ni fluide, ni solide, mais semblable à de l'huile à demi figée, est interposée entre la peau et l'aponévrose jambière. Aucune altération dans la vessie ni dans les organes intestinaux, malgré la quantité considérable d'acide arsénieux administré

Examinons un peu ce cas de farcin assez curieux.

Voyons, ô contagionistes purs, ce cheval était-il farcineux lorsqu'il était mis à part avec d'autres chevaux maigres pendant le mois de mars, alors qu'il était en mauvais état seulement, n'avait aucun bouton, ni aucune plaie ? Vous ne le croyez pas. Possédait-il le virus morveux? Vous ne le croyez guère. Depuis son entrée à l'infirmerie, le 15 avril jusqu'au 26, jour de l'apparition de la tumeur farcineuse de l'encolure, avait-il le farcin alors ? Non. Cette tumeur l'auriez-vous considérée comme telle ? Aujourd'hui encore, croyez-vous qu'elle fût bien l'expression du farcin? Vous dites oui, parce que mon cheval est mort farcineux et morveux ; mais trouvez-vous qu'au début elle avait les caractères d'une tumeur farcineuse ? Non, vous ne trouvez pas cela et vous ne le pouvez pas. Vous ne pouvez pas davantage me dire que le farcin s'exprime par des tumeurs variables. Donc mon cheval n'était pas farcineux à ce moment. Là-dessus nous sommes d'accord ; mais je vous dirai que c'était le farcin au début, ébauché si vous voulez, avec le virus farcineux en train de se faire, de se produire. C'était le farcin spontané, s'établissant sous mes yeux, envahissant l'économie peu à peu. Pas du tout, vous dites ; il y avait eu contagion, un de ses voisins atteint de la morve latente l'avait contagionné. C'est votre dernière raison, et la meilleure sans contredit. Voyons sa valeur. Aux chevaux maigres, il eut pour voisins les numéros 4 et 7, 5 et 6, 5 et 5, 6 et 8, 5 et 1, 5 et 6, 6 et 7, 5 et 2, 5 et 6, 4 et 5, 6 et 5, 5 et 8, 5 et 0, 5 et 3 ; à l'infirmerie il était placé entre les numéros 5 et 2, 4 et 6, et il y eut des rapports de contact en allant à l'abreuvoir ou à la promenade avec les numéros 5 et 8, 4 et 5, 5 et 1, 5 et 0, 4 et 0, 5 et 3, 7 et 5, 5 et 6. Eh bien ! tous ces chevaux, au nombre de 25, sont présents, moins deux réformés; tous sont encore aujourd'hui parfaitement portants; il y a plus d'un an qu'ils sont surveillés constamment, et tous font du service.

Il faut croire que si un de ces chevaux a la morve latente, elle l'est bien; puisqu'aucun de leurs voisins, et vous pouvez compter combien il y en a, à deux pour chacun, au moins, aucun, je le répète, n'a jamais eu la morve ni le farcin.

J'ai bien encore d'autres cas de morve spontanée; pour moi, du moins, qui les ai recueillis et suivis au jour le jour, ils méritent d'être qualifiés tels; néanmoins je ne vous les donnerai pas, parce qu'il ne sont pas assez complets; il me manque des renseignements sur les voisins, presque tous disparus aujourd'hui.

Il me reste à vous faire part de pas mal de choses. Si vous voulez, nous allons étudier un peu le développement de la morve.

Développement de la morve.

Pour vous, ô contagionistes purs, l'affection morveuse ou l'affection farcineuse, ce qui est tout un, dit-on, mais pas parfaitement clair cependant; pour vous l'une et l'autre de ces deux formes d'une même maladie se développent d'emblée; le virus est transmis, il prolifère, se multiplie plus ou moins lentement, mais enfin il existe dès le commencement, tandis que pour nous, contagionistes et spontanéistes tout à la fois, le virus se forme peu à peu, plus ou moins vite, lorsqu'il n'y a pas eu contagion. Je ne dirai pas, comme M. Sanson, qu'on peut faire éclater la morve à volonté; que deux chevaux étant donnés pour les rendre morveux, on arrivera facilement et toujours à ce résultat. Non, pas tout à fait cela, quoiqu'il soit possible de rendre morveux bien des chevaux qui ne le deviennent pas, parce qu'on fait beaucoup pour les en empêcher.

Il y a longtemps que les vétérinaires ont remarqué que les catarrhes dans l'armée précèdent la morve, sont suivis d'elle presque immanquablement. M. Crépin disait, en 1845, qu'il avait rarement des chevaux morveux dans sa clientèle (ce qui se comprend sans peine); qu'il traitait quelquefois des chevaux atteints de catarrhe, qui guérissaient assez rapidement, et que dans l'armée des jetages semblables dégénèrent souvent en morve. Je pourrais vous donner, pour un grand nombre de chevaux, leurs entrées à l'infirmerie, vous mettre à même de les suivre d'une année à l'autre : vous verriez que plus le temps s'écoule, plus ils deviennent malades, faibles, enfin qu'ils s'approchent peu à peu de la morve qui doit fatalement causer leur mort. Je ne vous donnerai ces renseignements qu pour quelques-uns, que je n'ai pas connus, mais comm j'ai observé des choses semblables, je crois que mes pré décesseurs ont bien vu.

N° 1. — Boiterie membre antérieur droit. Entrée, 12 janvier 1866, sortie le 19.

Boiterie membre antérieur gauche. Entrée 2 février 1866, sortie le 21 mars.

Couronnée gravement 28 avril 1866, sortie le 17 mai.

Bronchite le 12 octobre 1866, sortie le 12 novembre.

Angine et glande le 16 mars 1867, sortie le 23 avril.

Glandage simple le 11 janvier 1868, sortie le 14 avril.

Morve chronique le 10 juin 1869 (abattue). Entrée le 20 mai.

N° 2. — Jeune cheval de remonte, maigre, efflanqué, épuisé par la gourme, mis au vert soi-disant pour accélérer son retour à la santé; le contraire arriva. Il ne vivra pas longtemps, la réforme ou l'abatage l'aura bientôt. En effet, successivement, dans très-peu de temps, il entre à l'infirmerie pour les motifs suivants : du 2 au 27 juillet pour bronchite; du 30 juillet au 21 août, pour coryza; le 28 décembre pour coryza une deuxième fois; enfin, il devint morveux cette fois, le 7 janvier de l'année suivante. Mort. Abattu morveux.

N° 3. — Entré à l'infirmerie :

En 1855, pour entérite diarrhéique.

En 1856, pour entérite diarrhéique.

En 1859, pour catarrhe.

En 1859, pour glande.

En 1859, pour affection catarrhale.

En 1860, douteux.

En 1860, pour affection catarrhale, morve.

N° 4. — Entré à l'infirmerie :

En septembre 1862, pour glande.

En mars 1862, pour catarrhe.

En mai 1863, pour glande.

En mars 1864, pour morve aiguë.

N° 5. — Quatre ans en 1864 ; entré à l'infirmerie :

En juin pour gourme et coryza aigu.

En novembre 1864, pour angine.

En août 1865, pour coliques.

En octobre 1865, pour contusion au jarret gauche.

En novembre 1865, pour clou de rue.

En février 1866, pour contusion à l'épaule gauche, jusqu'au 6 mars.

Du 7 au 19 mai, pour adénite.

Du 16 juillet au 5 août 1866, pour bronchite chronique.

Du 10 octobre au 30 novembre 1866, pour abcès le long de la trachée; ulcères farcineux.

Le 4 mars 1867, pour fatigue, inappétence. Morve et farcin aigus, le 27 mars.

N° 6. — Entré successivement pour catarrhe, pour bronchite chronique, pour glande ; enfin, pour jetage suivi de la morve et du farcin.

Parmi les chevaux dont je viens de transcrire les antécédents en les empruntant au registre d'infirmerie de tel ou tel régiment, où ne sont pas portés les temps d'indisponibilité pour des affections légères, il y en a que j'ai connus et vus mourir. Je vais vous donner ci-après l'histoire de quelques autres que j'ai observés pendant des années, ou que j'observe encore. Les numéros IX, XIII, XIV, que j'ai cités comme étant devenus morveux spontanément, étaient l'objet d'une surveillance de tous les jours parce qu'on supposait qu'ils deviendraient morveux. Je n'ai pas à revenir sur leur compte. Il y en a d'autres que j'ai perdus de vue, et qui étaient destinés à mourir de la morve.

Vous allez en juger, du reste, par la lecture de leur histoire à chacun.

N° 1. — Jument normande, âgée, grande, fortement établie, faible, ayant peu d'allure, entrée à l'infirmerie le 13 octobre pour un engorgement du canon postérieur droit, froid, indolent, plein, dur. Au bout de quelques jours il s'y forma un petit abcès qui fut suivi d'une fistule allant jusqu'au métacarpien latéral externe. Avec des pansements antiputrides et excitants, la fistule s'oblitéra assez rapidement, mais le canon resta engorgé. A la longue, avec un traitement et un régime appropriés, le canon redevint comme avant; l'animal reprit de l'embonpoint, des forces; enfin, il quitta l'infirmerie le 29 novembre, et reprit son service au milieu de décembre après quelques jours d'indisponibilité. Jusqu'au 8 mai de l'année suivante, il ne cessa de travailler.

Ce jour, il entra à l'infirmerie pour une tumeur, dure, douloureuse, conique, à la joue droite, sur le bord antérieur du masséter; l'onguent fondant de Lebas, la pommade de biiodure de mercure amenèrent le ramollissement de la tumeur, qu'on ponctionna avec un cautère pointu; il en sortit une petite quantité de pus mal lié, jaune-rougeâtre, et des filaments blanchâtres qui n'étaient autre chose que les débris des fibres nacrées du masséter. Deux jours après, un jetage gris-jaunâtre, peu adhérent, s'écoulait par gros flocons de la narine droite, avec une odeur repoussante comme dans l'ozène.

L'animal était déjà séquestré. 15 mai. La plaie et le jetage ont une odeur infecte, la première de gangrène, la seconde de carie dentaire ; il n'y a pas de glande, mais le jetage s'écoule par les deux naseaux, davantage par le droit. La plaie est pansée avec l'eau phéniquée. 18. Jetage moins abondant, sentant moins mauvais, et tombant par flocons du naseau droit. 20. Plus de jetage, la plaie donne un pus louable. L'odeur de gangrène a disparu. Injections d'eau phéniquée. 25. Amélioration notable ; de ce jour au 8 juin la guérison de la plaie fut complète, mais l'animal resta maigre, faible. Le 20 juin il n'avait repris que peu d'embonpoint. Croyez-vous qu'il était morveux? Non. Croyez-vous qu'il le serait devenu si on avait employé un traitement débilitant, local et général à la fois? Vous ne le croyez pas. Ce n'est qu'une opinion; mais moi je suis sûr qu'il serait devenu morveux; ce n'est qu'une opinion également, mais appuyée sur les faits.

N° **2**. — Belle jument de sept ans, très-propre au service de l'arme, autrefois excellente, aujourd'hui un peu affaiblie ; un peu maigre, avec les poils secs, les formes saillantes, amenée pour une petite glande, dure, lobulée, sans adhérence, au commencement d'avril. Une friction de pommade de biiodure de mercure, le repos aidant, fit fondre à peu près complétement la glande. Remise au travail à la fin dudit mois, elle ne présenta aucun symptôme jusqu'au 25 juillet suivant, où elle entra à l'infirmerie pour une glande peu dure, peu adhérente, comme renflée à ses deux bouts, pédiculée, légèrement lobulée, avec un jetage jaune, peu adhérent, par le naseau gauche. 30 juillet. Glande disparue, plus de jetage ; elle sort le 4 août, reste indisponible jusqu'au 10. Pendant le traitement elle reçut la ration réglementaire. Vous ne croyez pas qu'il faudrait très-peu de chose pour rendre cette jument morveuse? Je crois qu'il n'y aurait qu'à mettre votre méthode en pratique, laquelle consiste à ne jamais porter indisponible un cheval fatigué, ayant encore un certain embonpoint. Avec cette manière de faire, on peut rendre morveux n'importe quel cheval, dans plus ou moins de temps.

N° 3. — Cheval élégant, bien conformé, plein de vigueur en sortant de l'écurie, ne tardant pas à devenir tranquille, puis mou, faible, sans allure. Je crois qu'il serait devenu morveux; et, d'après ses antécédents, il n'est guère permis d'en douter. Dans sa première année de régiment, il séjourna à l'infirmerie, du 18 juin au 30 juillet, pour bronchite; deuxième année, il n'entra pas à l'infirmerie; troisième année, du 29 décembre au 10 janvier, pour bronchite; quatrième année, du 8 mars au 16 avril, pour adénite, et du 19 au 30 pour coryza. Vous voyez que ses maladies devenaient plus graves à mesure qu'il vieillissait. Je vais donner avec quelques détails les symptômes qu'il présenta dans sa dernière année de service.

Le 29 décembre de la troisième année, il fut amené pour un jetage blanc, spumeux, dispersé sur le pourtour des deux naseaux, et une toux humide, peu fréquente, quinteuse. Placé à l'infirmerie et isolé, le jetage et la toux disparurent sous l'influence d'un traitement approprié. Le 11 janvier, il reprit son service dans l'escadron. Le 8 mars, on lui trouve une petite glande, lobulée, comme divisée en deux, peu adhérente, peu douloureuse, et un jetage gris, adhérent. Traitement : onguent fondant de Girard sur la glande, injections astringentes dans les naseaux; on emploie le sulfate de zinc jusqu'à la dose de 50 grammes par litre d'eau. Peu à peu la glande s'efface, le jetage se tarit, l'animal est considéré comme guéri et renvoyé le 16 avril. Bien entendu qu'il recevait sa ration entière et ne travaillait pas. L'amendement des symptômes fut de courte durée, car, trois jours après, le 19 courant, il se met à jeter par gros flocons gris, non adhérents, expulsés surtout après la déglutition de l'eau; rien dans les sinus. On le prend à l'infirmerie, où il reste jusqu'au 30 avril. Même traitement général, et pour les naseaux. Est-il morveux? Non. Que lui manque-t-il pour le devenir? Peu de chose. La diète, quelques séances de galop, et il devient glandé. Après il sera très-facile de faire développer tous les symptômes de la morve. Il a disparu.

N° 4. — Cheval de Fontenay, mince, élancé, efflanqué aussi, faible; maigre, usé de bonne heure, puisqu'il n'a que cinq ans, propre à la selle, encore lui faut-il un cavalier léger. Une première fois, le 2 septembre, il entra à l'infirmerie avec les symptômes suivants : Profond abattement, faiblesse extrême, poils piqués, yeux larmoyants, pouls petit, serré, accéléré, conjonctives légèrement injectées, reins insensibles, marche lente, peu d'appétit. Quelques jours après il présenta une glande grosse comme un petit œuf de poule, dure, pédiculée, adhérente à la peau, et aussi par une petite étendue au bord du maxillaire; un jetage jaunâtre, adhérent, visqueux, par le naseau droit seulement. A ce moment, que lui manquait-il pour être déclaré morveux et abattu? Un chancre tout simplement. Trois jours après apparut sur l'aile interne de la narine droite une petite plaie, grenue à sa surface, ovale, à bords inclinés de la circonférence au centre, qui était légèrement en infundibulum. Avec de pareils symptômes, il y en avait assez pour en demander l'abatage. On hésita, on attendit parce que la plaie de la pituitaire n'avait pas les caractères du chancre morveux, parce que l'animal était jeune et qu'on voulait aller jusqu'à la fin de la maladie ou le guérir. Beaucoup de personnes l'auraient certainement déclaré douteux, peut-être même morveux. Tout le monde, bien entendu, l'aurait fait séquestrer. Il le fut de bonne heure. On eut recours aux toniques : gentiane, quina, fer; la plaie fut touchée de temps en temps avec de l'acide phénique pur, et on lui donna des aliments de choix, ceux qui plaisaient à son appétit affaibli. L'acide phénique produisait toujours sur la plaie de la pituitaire une petite eschare noirâtre à sa surface, soulevée après trente-six ou quarante-huit heures, par une petite quantité de pus. Peu à peu tous les symptômes diminuèrent, le jetage se tarit, la glande disparut, la plaie de la muqueuse nasale se ferma en laissant une petite cicatrice peu visible, déprimée, enfoncée, ovale, mais pas rayonnée, avec des bords un peu épaissis, en relief. L'animal, ayant un excellent appétit, de l'embonpoint, des formes pleines et de la vigueur, quitta l'infirmerie paraissant parfaitement guéri, et les membres nets, ce qu'il n'avait pas à son entrée, car le canon postérieur droit était envahi par un engorgement froid et indolent qui fut frictionné avec un liniment vésicant. Quelques semaines après il reprenait son service, qu'il fit sans interruption jusqu'à la fin de novembre, où il redevint indisponible pendant quelques jours pour un accident traumatique léger. Le 25 décembre, il fut amené comme n'ayant pas d'appétit. Il avait maigri, en effet, et était fatigué, avait les poils secs, sombres. Rien dans l'auge et dans les cavités nasales, pas de jetage. Il fut encore soumis aux toniques, régime et médicaments. Pendant tout le mois de janvier de l'année suivante et jusqu'au 13 février, il resta dans cette situation, ne travaillant pas, bien nourri et bien pansé. Il se refit bien entendu. En quittant l'infirmerie, on le plaça avec les chevaux maigres jusqu'au 5 mars (les chevaux de cette catégorie étaient dispensés de tout travail et un peu mieux nourris). Le 6 mars, il reprit son service, tout en étant surveillé, visité de temps en temps. 9 avril. Il est en bon état et continue à travailler. 16. Il se maintient bien portant, quoiqu'il fatigue beaucoup. 1er mai. Il commence à maigrir. 25. Il entre à l'infirmerie pour se refaire encore une fois. Il en sort, le 16 juin, avec un bon appétit, plus d'embonpoint et plus de forces. 7 juillet. On le remet aux classes. Rien à noter, même état extérieur. 14 juillet. Toujours au travail. 23. Il a un peu maigri. Pendant août, septembre et octobre, il se porte bien; octobre et novembre, il a plus de vigueur que jamais. La petite cicatrice de l'aile interne du naseau droit est moins apparente, moins déprimée ; rien dans l'auge ni par les naseaux.

A-t-il été guéri de la morve ? Vous ne le croyez pas plus que moi. Il n'est pas morveux, car ses voisins fort nombreux sont encore bien portants, les numéros 5 et 3, 5 et 9, 4 et 7, 5 et 2, 5 et 5, 6 et 8, 5 et 1, 5 et 6, 5 et 2, 5 et 6, 4 et 5, 6 et 6, 6 et 7, 6 et 5, 5 et 8, etc., etc., tous notés exactement à mesure que le voisinage s'établissait pour n'importe quelle cause et pour combien de temps. Je puis en avoir oublié, mais, sans le mettre en doute, tous les chevaux que je lui donne pour voisins, il les a eus. Deviendra-t-il morveux ? Très-facilement si on n'y prend garde.

Nº 5. Cheval assez distingué, maigre sur ses boulets, couronné des deux genoux, entré à l'infirmerie pour mauvais état le 15 février. Le 20, il se met à boiter sans cause connue du membre postérieur droit. Le canon du dit membre s'engorge un peu à sa face externe principalement et autour de deux anciennes cicatrices. Pas de glande, pas de jetage. 21, la claudication est assez forte au trot, peu apparente au pas. On craint qu'elle ne précède la morve ou le farcin. On le soumet au régime et au traitement toniques. Vésicatoire sur l'engorgement du canon. Il est isolé. 22, le jarret est un peu engorgé, la boiterie aussi forte. Par le naseau droit il s'écoule, d'une manière intermittente et goutte à goutte, un liquide clair, limpide comme des larmes. 24, au milieu de l'endroit couvert de vésicatoire existe un gros bouton conique, dépilé et violacé au sommet. Par la ponction il donne une petite quantité d'un pus blanchâtre ne contenant que des grumeaux jaunes et mollasses. Vous êtes loin de croire à la morve ? Pourtant son ancien voisin le nº 5 et 8, aussi affaibli, entré à l'infirmerie pour une atteinte compliquée de javart cutané, se met à jeter le 24 ; jetage blanc grisâtre, peu adhérent, plus abondant par le naseau droit. Pas de glande, rien sur la pituitaire. 26, plus de boiterie, la plaie consécutive à l'abcès du canon ne repose que sur du tissu lardacé, on la recouvre d'alun calciné. 28, elle a bien diminué; le canon est toujours engorgé. 1er mars, l'animal prend de l'embonpoint et de la vigueur, il devient même pétulant. (Le n° 5 et 8 n'a jeté que pendant deux jours, aujourd'hui il va bien.)

Il quitte l'infirmerie le 15 mars pour être remis au travail des classes, qui est assez pénible; aussi s'affaiblit-il rapidement; il perd son embonpoint récent et sa vigueur. On le remet indisponible le 10 avril. Le 16, il rentre à l'infirmerie encore une fois pour mauvais état, fatigue, maigreur, avec les poils secs, sombres et un léger engorgement des ganglions de l'auge; sur la pituitaire du cartilage du bout du nez principalement, on voit plusieurs petits points rouges, circulaires, inégaux; le canon postérieur droit a le même engorgement froid, indolent. Régime et traitement toniques. Acide arsénieux. 18, même jetage qu'il y a deux mois, limpide, par gouttes. 25, l'embonpoint augmente un peu; le canon est toujours engorgé, le jetage s'est tari. 30, l'amélioration fait des progrès, ce qui n'est pas étonnant; avec une ration plus forte, pas de travail et l'usage des toniques. L'auge est bien nette, le canon engorgé à sa face externe seulement. Jusqu'au 15 mai, il reste dans les mêmes conditions, aussi acquiert-il des formes potelées, superbes, une vigueur qu'il n'avait jamais connue. Du 15 au 25, il travaille. Le 25 mai il rentre à l'infirmerie; une glande finement irrégulière à sa surface, comme un calcul mural presque, existe dans l'auge à gauche; elle est indolente, non adhérente, ni dure, ni molle; à la sensation qu'elle donne sous les doigts, on la dirait constituée par des vaisseaux lymphatiques pelotonnés. On la frictionne légèrement avec le topique Terrat. 27, le même ingrédient est employé à frictionner la face externe du canon. Régime tonique, 2 grammes d'acide arsénieux. 29, électuaire tonique. Le canon est plus gros. 30, pas de changement. 6 juin, l'embonpoint a augmenté, le canon reste stationnaire. Plus de glande. Jusqu'au 17, il reste indisponible. 18 et 19, monté. 20, à l'infirmerie encore une fois. Le canon malade est plus gros; l'engorgement a envahi la face interne, où se montre un petit bouton conique, dont le sommet se détache très-facilement, en laissant une plaie d'un rouge vif. Toute la région engorgée, du jarret au boulet, est couverte d'onguent vésicatoire. 25, le canon a diminué ; un bouton mollasse se montre au même point que celui du 24 février. On le ponctionne. 28, amélioration générale. Dans l'auge existe toujours un engorgement diffus des ganglions. 30, même état du canon ; l'état général, l'embonpoint, le lustre des poils ne laissent rien à désirer. 7 juillet, le canon conserve son volume, la peau est toujours tendue, l'engorgement froid, dur, indolent. L'animal est proposé et accepté pour la réforme. On le fait travailler. 26, l'engorgement chronique du canon a presque disparu. Il (l'animal) est en parfait état. 4 août, il y a une apparence magnifique. 25, le canon devient plus gros; dans l'auge une glande diffuse, allongée, indolente, non adhérente. 1er septembre, il est monté deux fois par jour, ce qui le ramènera bien vite au mauvais état qu'il a déjà présenté. 7, l'embonpoint diminue. 13, glande plus grosse, molle, libre, indolore, allongée ; pas de jetage. Sur la pituitaire, un grand nombre de points rouges semblables à ceux qu'il a présentés le 16 avril dernier. Appétit conservé, la maigreur augmente. Le 14, il entre à l'infirmerie. On lui administre plusieurs doses d'aloès, et on recouvre la glande avec du vésicatoire. Peu à peu, le repos aidant, les symptômes ci-dessus disparaissent, et, le 25, l'animal quitte l'infirmerie. Depuis il a été perdu de vue.

Pour celui-là vous ne douterez pas qu'il serait devenu morveux.

Vous dites même qu'il l'était. Vous vous trompez. Son voisin, que je vous avais signalé comme ayant jeté un peu, avait dix ans et se trouvait avoir aussi pour voisin un jeune cheval de quatre ans, entré pour gourme. Depuis il n'a présenté aucun symptôme alarmant. Tous ceux qui ont été en contact avec lui (et ils sont nombreux) se portent encore bien, surtout les nᵒˢ 4 et 0, 5 et 2, placés l'un à gauche et l'autre à droite, à l'écurie, depuis fort longtemps.

Nᵒ 6. Jument à deux fins, bien conformée, en mauvais état, ayant pour camarade de travail le nᵒ 5 et 2, et pour voisin de droite le nᵒ 5 et 8. Elle entre à l'infirmerie le 12 février pour une glande indolore, dure, lobulée, irrégulière, un peu adhérente. Pas de jetage, pas de chancre. Elle est isolée et soumise à un traitement approprié. 15, pommade de biodure de mercure sur la glande, qui diminue peu à peu et devient à peine sensible au toucher. Le 17, l'on remarque un léger jetage filamenteux, non adhérent. 20, elle est encore maigre, efflanquée, mais ne présente plus aucun symptôme alarmant. Le 26, elle est renvoyée à l'infirmerie, mais maintenue indisponible, et placée avec d'autres chevaux maigres, quelques-uns en plus piètre état qu'elle. Jusqu'au 16 mars, elle ne travailla pas. Du 17 au 9 avril, elle est montée aux classes, aux manœuvres; elle fatigue beaucoup sans présenter aucun symptôme de maladie, mais elle perd son embonpoint et ses forces. Du 10 au 22, elle est soumise au traitement et au régime toniques. Le 23, elle est remise au travail. 10 mai, rien à constater sinon qu'elle se maintient en bon état. 25, elle a tout autant de vigueur, travail ordinaire. 6 juin, en excellent état; son voisin et camarade de travail, le nᵒ 5 et 2, tousse de temps en temps, quoiqu'il soit en bon état. On le surveille attentivement. 10, rien à noter. 13, *id.* 20, on reconnaît qu'elle a perdu un peu de son embonpoint. 27, ele se maintient dans le même état, a de la vigueur et de l'appétit. Son camarade, quoique gras à pleine peau, tousse beaucoup, ne jette pas, n'est pas glandé et continue à travailler. Ils sont attelés ensemble. Pour voisins d'écurie il a eu successivement les nᵒˢ 5 et 5, 50 et 5, jamais malades ni l'un ni l'autre. 5 août, état excellent, ainsi que ses voisins. 9 août, pas de jetage, toujours en bon état, mais on dirait que la glande a très-légèrement augmenté de volume. Est-il morveux? Ces voisins ne présentent rien. Deviendra-t-il morveux? Incontestablement. Donc il a la morve commençante? Le virus morveux se fait peu à peu; ce sera, je crois, un cas de morve spontanée. 14 août, il est toujours en service et on remarque qu'il a maigri légèrement; la glande est diffuse, allongée, indolore, non adhérente, peu apparente, on la considérerait comme sans gravité si l'animal n'était pas surveillé. On le prend à l'infirmerie le 18 pour le restaurer un peu et retarder l'apparition de la morve. Son camarade de travail, qui tousse toujours, est devenu poussif outré. On le renvoie.

Du 28 au 10 septembre il est remis indisponible pour une plaie à la face; il n'y a presque rien dans l'auge. Rien à noter pendant septembre et jusqu'à la mi-octobre. 17, il a perdu de son embonpoint; il est moins vigoureux; dans l'auge existe un engorgement des ganglions, diffus, mal délimité, indolent, presque mou, mal lobulé, enfin quelque chose qui n'est pas une glande, mais qui est pathologique cependant. Comment diriez-vous, ô contagionistes purs? Qu'a-t-il ce cheval d'après-vous? C'est la morve, vous répondez. Vous n'êtes pas des praticiens ordinaires si vous êtes de cette force. Il a toujours les mêmes voisins. C'est vous dire qu'ils n'ont jamais présenté le moindre symptôme de morve. Peut-être que son camarade de travail est devenu outré-poussif, parce que ses poumons sont criblés de tubercules! Voilà quelque chose à savoir.

Jusqu'au 6 novembre, rien. Ce jour-là il est mis indisponible parce que l'engorgement ganglionnaire de l'auge est plus gros, plus dur, plus serré, quoique toujours indolent et non adhérent. Pas de jetage, rien sur la pituitaire. En voilà un que je rendrai morveux quand je voudrai.

N° 7. *Effort.* — Cheval de neuf ans, bon, vigoureux,

faisant un excellent service, très-propre à l'arme, ayant manqué devenir morveux à la suite d'une longue suppuration, et aussi de l'introduction dans le sang des principes fournis par la gangrène, par la septicémie, dirait-on aujourd'huï.

Ce cheval portait dans le flanc gauche, au milieu des muscles, une tumeur ovale, dure, peu douloureuse, grosse comme une choppe, presque immobile, sur laquelle le sabre battait de temps en temps pendant les allures vives. Pendant quelque temps elle resta stationnaire; c'est parce qu'elle prenait du volume, qu'on se décida à l'enlever, quoiqu'elle fût séparée de la peau par une couche musculaire de l'épaisseur du pouce. L'opération ne dura pas longtemps, mais l'hémorrhagie fut abondante; le sang s'accumula dans la cavité laissée par l'enlèvement de la tumeur, et comme il ne pouvait s'échapper entre les lèvres de la plaie bien réunies par une suture, il s'épancha entre les muscles abdominaux. Lorsque l'air put exercer son action sur ce sang noirâtre, mal coagulé, ce fut une infection horrible; des lambeaux de muscles, de la grandeur d'une main, des deux mains même, ayant l'épaisseur du pouce, se détachèrent complétement gangrenés ! Il fallut le concours des antiputrides les plus énergiques pour prévenir l'infection putride. Aussi longtemps que l'animal conserva l'appétit, son état général ne laissa pas craindre une funeste terminaison; mais lorsqu'il ne voulut plus rien prendre, il se manifesta les symptômes suivants : jetage gris verdâtre, adhérent, plus abondant par le naseau gauche, glande petite, ronde, non adhérente, indolente. Grande faiblesse, tête basse, immobile, les yeux chassieux, etc. Si ces symptômes n'étaient pas le prélude de la morve, s'ils appartenaient à une maladie connue de vous, et dont raisonnablement vous puissiez m'expliquer l'apparition, je vous écouterai avec plaisir, ô contagionistes purs.

Mon pauvre malade guérit, grâce à un traitement et à des soins de tous les instants, qu'il est inutile de faire connaître, mais la maladie ne dura que du 11 avril au 20 juillet. Longtemps après, il jouissait d'une excellente santé, mais il reprit très-lentement son ancien embonpoint.

Nº 8. — Tous ceux qui ont connu cette jument à l'âge de huit ans s'accordent à dire qu'elle était une trotteuse hors ligne. Bien conformée, d'une taille élevée, avec un tempérament nerveux-sanguin, elle joignait beaucoup de fond à des allures rapides. Longtemps bien soignée, elle tomba dans le commun, fut prise pour monture par tout le monde, s'affaiblit peu à peu, devint maigre, avec des allures raccourcies, surtout le trot, en même temps très-dur. Plusieurs fois par an, deux ou trois fois en moyenne, depuis des années, on la prenait à l'infirmerie où on lui donnait une ration augmentée, uniquement dans le but de prévenir la morve. Après quelques jours d'un régime soigné, elle reprenait assez vite des forces, de l'embonpoint et de la vigueur. En 18.., après de pénibles manœuvres au camp de Châlons et plusieurs routes, elle devint efflanquée plus que jamais. Un jour elle me fut amenée pour une boiterie intense du membre postérieur droit. Le jarret était chaud, engorgé, très-douloureux surtout à la face interne. Il n'y avait aucune trace de coup, de froissement, de contusion, d'accident traumatique enfin; tous les symptômes s'étaient déclarés dans la nuit; rien n'expliquait cette douleur excessive qui portait l'animal à se jeter de tous les côtés pour éviter le moindre attouchement. Il y avait arthrite bien évidemment, arthrite spontanée, précurseur de la morve qui aurait éclaté dans peu de temps, si j'avais voulu.

Au lieu de mettre ma malade à la diète, je lui donnai d'emblée double ration d'avoine, le jour même et les suivants, et pendant longtemps; elle avait de l'appétit, heureusement; aussi elle guérit très-vite. Dans huit jours la boiterie n'existait plus. Plus tard, neuf mois après, elle fut réformée. Si vous admettez qu'en effet c'était le début de la morve, vous ne l'attribuerez pas à la contagion puisque ce régiment n'avait pas eu de cas de morve depuis plusieurs années, n'en eut pas cette année-là, ni les suivantes. Si vous croyez que la morve ne fut pour rien dans cette arthrite, vous voudrez bien me donner une explication composée d'autre chose que de mots.

Je pourrais vous donner encore un assez grand nombre de cas semblables, il vaut mieux que je les garde pour plus tard pour appuyer ceux que je cite aujourd'hui et qui me paraissent avoir une valeur considérable, indiscutable, sans quoi je ne les mettrais pas sur le papier, et surtout je ne les exposerais pas à être disséqués peut-être d'une terrible façon.

Nous allons, si vous voulez, passer à un chapitre qui ne repose absolument que sur l'analogie de ce que j'ai vu, mais nullement sur des faits.

Comment on fait développer la morve.

Voilà une phrase bien surprenante pour les contagionistes exclusifs. C'est pour eux seuls que les renseignements suivants sont alignés ici ; ils n'auront qu'à les mettre en pratique, et avec un peu de bonne volonté et tant soit peu de réussite, ils arriveront à fabriquer le virus morveux de toute pièce, ce qui sera fort joli. Quel plaisir ils auront à se condamner eux-mêmes, et cela sans appel. Pour cela, il faut d'abord qu'ils admettent ceci : c'est que le virus morveux n'existe pas dans un cheval dont on a inoculé sans succès le pus, le sang, le mucus de la pituitaire, les larmes, même un lambeau de peau ou de muscle. Comme l'inoculation est le critérium des maladies virulentes, si elle ne réussit pas on est en droit d'en conclure que le virus n'existe pas. Il en est, je crois, de la morve comme de la clavelée, du typhus, etc.

1° Pour vous permettre de faire développer la morve sur tel ou tel cheval, il faut que je vous dise dans quelles conditions vous devez le prendre et l'entretenir; il ne faudra pas vous attaquer au premier venu, il faudra faire un choix et un choix bien entendu. Par exemple, on vous amène un cheval de plus de dix ans, un peu maigre, en mauvais état, les poils longs, sombres, etc., ayant un engorgement d'un canon postérieur seulement, ou du jarret à la couronne, froid, indolent, chronique ou récent, dur, plein, et surtout diminuant peu par le travail. Vous vous assurez par plusieurs inoculations faites à un âne qu'il ne recèle pas le virus morveux. Cela bien établi, il me semble que si, après trois mois, six mois (il ne vous faudra pas aussi longtemps probablement), ledit cheval devient morveux; si, en inoculant son jetage, etc., vous réussissez à transmettre la morve à un âne (pas à celui que vous avez déjà inoculé), il me semble que vous aurez obtenu la morve spontanée chez votre cheval. Pour le rendre morveux vous ferez ceci : quelques courses rapides au galop pendant demi-heure, une heure même pour vous servir plus vite; peu d'avoine, ou 1 kilogramme $^{1}/_{2}$, 2 kilogrammes de foin, 3 kilogrammes de paille.

Avec ce traitement l'engorgement du canon devra augmenter au bout de quinze jours; s'il reste stationnaire, vous supprimerez l'avoine et vous prolongerez la durée du travail. Vous prendrez bien garde surtout qu'un autre cheval, en passant à côté de lui, ne lui lance une bouffée d'air imprégné, chargé de virus morveux, etc., etc,

Après un mois, deux mois de ce régime et de cet exercice, vous mettez un séton au poitrail, et un autre à la fesse du membre malade; vous les laissez suppurer aussi longtemps que les mèches tiendront, jusqu'à ce qu'il se forme des abcès sur le trajet, ou à côté des sétons. Vous aurez ce qu'on peut appeler le farcin volant, que vous traiterez de chimère, d'utopie, de vieillerie, de tout ce que vous voudrez; mais vous continuerez à faire travailler votre cheval au galop; vous lui donnerez 1 kilogramme de foin, 2 kilogrammes de paille ; vous le mettrez derrière la porte, exposé au courant d'air de celle-ci à la fenêtre ; vous lui placerez encore quelques sétons, et je crois que vous ne tarderez pas à être fort satisfaits, et moi aussi.

2° Supposons maintenant que vous ayez affaire à un jeune cheval de quatre ou cinq ans. Je vous pose ce cas précisément pour combattre l'opinion de ceux qui sourient lorsqu'on leur dit que la gourme se transforme en morve, ou mieux que la morve succède à la gourme. On vous le présente dans l'état suivant : embonpoint médiocre, mauvais état, les poils longs, touffus, secs, sombres, la tête basse, les yeux demi-couverts, un peu chassieux, léger jetage non adhérent par les naseaux ; empâtement de l'auge, toux facilement provoquée, reins insensibles, queue flasque ; les quatre membres un peu engorgés, surtout les canons postérieurs, quelquefois une crevasse. Vu l'âge de l'animal, le voyage qu'il vient de faire, ou un refroidissement, ou, ou, etc., vous diagnostiquez la gourme, et vous avez complétement raison. Vous le traitez par les émollients sucrés, les fumigations ; vous lui donnez des barbotages, de la paille. Le jetage augmente, l'auge s'emplit lentement, il s'y forme un ou plusieurs abcès, ou bien il y a angine striduleuse, ou gourme maligne. L'animal devient faible, maigre, a les muqueuses pâles, le pouls petit, mou ; il est sans vigueur. C'est le moment de le nourrir, de lui donner des toniques, des aliments de choix, afin de prévenir le farcin ou la morve, dites-vous. Cela vous échappe, mais c'est dit, et j'en prends note pour continuer. Au lieu du traitement et du régime indiqué, vous le maintenez aux barbotages, à la paille et vous lui placez deux sétons ; vous attendez avez la diète et votre aiguille à séton pour armes, et vous verrez si votre cheval ne deviendra pas farcineux et morveux, ou morveux seulement. Bien entendu que vous avez inoculé son jetage, le pus des abcès en pure perte, à différentes périodes de la gourme et à plusieurs ânes. En dernier lieu, vous avez réussi à transmettre la morve. Est-ce la morve spontanée? Jamais! — Je continue.

3° On vous présente un cheval en mauvais état, boiteux d'un membre antérieur ou d'un membre postérieur sans cause connue. Vous vous assurez au moyen de plusieurs inoculations qu'il ne recèle pas le virus morveux. Après huit jours le membre boiteux, ou tout autre, s'engorge, devient chaud, douloureux, plusieurs boutons semblables à des clous, à des cors, se forment sur le canon ou sur l'avant-bras. Vous maintenez la diète, vous donnez des purgatifs cathartiques, vous placez des sétons, et au bout de quinze jours, un mois, vous avez le farcin et la morve. Pas plus difficile que ça; mais cette forme est rare.

4° Un cheval maigre, fatigué, âgé, reçoit un violent coup de pied suivi d'une large plaie qui ne cicatrise pas, se couvre de bourgeons charnus, saignant facilement. Inoculations de précaution à plusieurs ânes. Vous mettez le dit cheval à la diète; vous le purgez, vous le sétonnez, et vous avez l'énorme satisfaction de voir apparaître des boutons de farcin volant, puis le farcin pour de bon et enfin la morve.

5° Vous avez la chance de mettre la main sur un cheval convalescent d'une maladie de poitrine, bronchite capillaire, pneumonie franche ou typhoïde, pleurésie, pleuro-pneumonie, broncho-pneumonie, broncho-pleuro-pneumo-gastro, etc., etc. Il est faible, épuisé, a les poils secs, crasseux, la démarche faible; il titube presque; les yeux sont plus ou moins couverts, sans vivacité, un peu chassieux, l'appétit faible, variable, les crins s'arrachent facilement; c'est le moment d'administrer des toniques, de nourrir notre malade; mais comme il s'agit de le rendre morveux, vous le laissez à la diète en ayant soin de faire des inoculations de précaution. Vous le maintenez aux barbotages, à la paille; vous le sétonnez plusieurs fois, et s'il a déjà travaillé à des allures vives il deviendra morveux; s'il n'a été utilisé qu'à des allures lentes, il mourra très-probablement d'hydrothorax ou complétement étique.

6° Je vous ai cité quatre observations de M. Riss, vétérinaire en premier au 1er hussards, portant sur des chevaux abattus comme morveux longtemps après des chutes sur la tête; j'ai reproduit également l'observation de M. Delorme d'Arles, qui a vu la morve se développer sur une jument qui avait une fistule ancienne entre les lames du maxillaire. Eh bien! pourquoi ne produiriez-vous pas des cas semblables? Un coup de marteau qui écraserait le zygomatique, le lacrymal et une partie du grand sus-maxillaire d'un côté est vite donné. Vous choisirez pour cela un cheval non morveux, de dix à quinze ans, en mauvais état, de peu de valeur, que vous maintiendrez à la diète, que vous sétonnerez à l'encolure, pendant la guérison des fractures que vous aurez produites. Et puis nous verrons.

Encore une autre supposition, plus favorable pour moi, mais plus rare. Vous avez l'occasion de traiter un cheval atteint du farcin, cheval en bon état d'embonpoint, etc., ayant depuis quinze jours, un mois, le farcin proprement dit, celui qui est capable de transmettre la morve par inoculation. Et, de fait, cet accident est arrivé à un âne auquel vous avez inoculé le pus des ulcères farcineux. Vous soumettez votre cheval atteint de farcin à un traitement qui est suivi de guérison ; ce qui n'a rien de surprenant puisque beaucoup de vétérinaires ont guéri cette maladie quelquefois. Vous avez la précaution, a la fin de la maladie, d'inoculer à plusieurs ânes le dernier pus des dernières plaies farcineuses, et ces inoculations ne sont pas suivies d'effets. Vous en concluez avec plaine raison que votre cheval ne possède plus le virus farcineux ou morveux, comme vous voudrez, enfin qu'il est guéri du farcin. Parfait. Tout va bien jusqu'ici; vous êtes contents de la cure que vous avez faite, et vous espérez préserver votre malade de la morve. Mais maintenant il s'agit de le rendre farcineux une deuxième fois, ou morveux pour la première et la bonne. Pour vous, ô contagionistes purs, la chose est impossible, car ce serait avoir la puissance de fabriquer un virus, puissance que, sans humilité aucune, vous ne vous reconnaissez pas. Eh bien ! moi j'ai la prétention de faire fabriquer le virus morveux par un cheval qui a eu le farcin et a possédé le dit virus. Vous ne nous direz pas que ce dernier existe dans un organe quelconque, où il s'est réfugié, où il sommeille, et d'où il sortira tout furieux, plus terrible que jamais ; car alors je vous demanderai si c'est dans un tubercule, une vésicule, un kyste, un abcès, une poche, une caverne, etc., qu'il s'était réfugié, retiré ! Vous le dites, mais vous ne le prouvez pas, tandis que vous avez prouvé qu'il existait, ensuite qu'il n'existait plus. Et s'il revient une deuxième fois, c'est qu'il aura été produit artificiellement, spontanément, sinon comme la première fois, tout au moins comme il se produit souvent. Pour l'obtenir ce virus vous ferez travailler votre cheval pendant deux heures par jour à des allures vives ; vous lui donnerez 1 kilo d'avoine, 2 kilos de foin et 3 kilos de paille. Vous lui placerez un séton au poitrail que vous entretiendrez toujours d'une mèche bonne ; vous administrerez deux fois par semaine 40 grammes d'aloès. Et puis nous verrons après quelque temps si le virus morveux ne reviendra pas. Nierez-vous que ce soit la morve spontanée ? Oui. Qu'est-ce que c'est alors ? Ce n'est pas la morve communiquée, de contagion. En connaissez-vous d'autres ? Moi je ne connais que ces deux-là. Ah ! j'y suis, c'est la morve de conserve : bien entendu que le cheval en expérience sera soigneusement isolé, séquestré comme un pestiféré, et que vous ne réussirez pas toujours. Je ne vous indique pas non plus ce qu'il faudra faire au jour le jour ; la chose est impossible. Vous n'aurez qu'à y mettre autant de bonne volonté que s'il fallait prévenir la morve.

Vous avez entendu professer ou lu, tout au moins, que

la morve complique la gale invétérée, incurable. Vous n'avez pas cru, peut-être, vous ne croyez plus, à coup sûr, à cette vieillerie, bonne tout au plus pour les anciens, les vieux de la vieille, mais indigne des jeunes. Allons donc! croire que la gale prédispose à la morve? A la morve spontanée? Si c'est possible! quelle aberration! Parfait. Vous vous révoltez contre cette croyance d'autrui, et, ma foi, vous n'avez pas raison. Car, comme a dit M. Magne (1), en parlant des anciens, qui ont décrit ce que nous ne voyons plus, « ils ont vu seulement autre chose que ce que nous voyons. » Pour vous assurer, ô contagionistes exclusifs, que vous avez bien raison, vous pouvez faire l'expérience suivante :

Vous prenez un cheval vieux, usé, maigre, affaibli, de mauvaise constitution (je tiens beaucoup à cette dernière condition). Vous vous assurez qu'il n'a pas la morve interne ; vous le rendez galeux, archi-galeux, vous le purgez, vous le sétonnez, vous le nourrissez mal, surtout, vous n'employez qu'un traitement local, par région, de façon à ne jamais le guérir ; vous attendez, en purgeant toujours, en plaçant de nouveaux sétons, et je crois qu'après trois, six mois (ce qui ne sera pas de trop pour vous convaincre de votre puissance à faire fabriquer un virus, à ordonner qu'il se produise), vous aurez lieu d'être satisfaits, et les spontanéistes surtout.

Enfin, une dernière supposition, et la meilleure. C'est le cas de dire : au dernier les bons. On vous amène un cheval ayant une glande dure, arrondie ou un peu aplatie, non adhérente, indolore, non accompagnée de jetage ni de chancre ; vous transfusez un demi-litre de sang de ce cheval à un âne, ou vous inoculez un lambeau de peau ou de muscle ; l'âne devient morveux. Vous en concluez que le cheval est morveux et qu'il faut l'abattre : ce qu'il ne faut pas faire ; au contraire, il faut le guérir. Pour cela vous appliquez un fondant sur la glande, ou rien du tout

(1) *Recueil* de 1852. Société Centrale.

si vous voulez ; ensuite vous lui donnez une ration augmentée en avoine et vous attendez. Il y en a beaucoup qui purgent dans ce cas là ; moi, je ne purge jamais ; vous purgerez si vous voulez. Vous attendrez un mois, deux mois, jusqu'à ce que la glande ait disparu. Alors seulement vous ferez une autre inoculation, encore une autre, cent si vous voulez. Toutes resteront nulles. Vous serez obligés de croire que le dit cheval ne possède plus le virus morveux, ce qui ne l'empêchera pas d'avoir des tubercules dans ses poumons. Son état sera tout à fait comparable à celui d'un homme qui a eu la petite vérole ou la vaccine et dont il lui reste encore les cicatrices, ou mieux à l'état d'un syphilitique ayant encore des exostoses, mais ne possédant plus le virus vénérien. Il me semble que la comparaison est juste. Qu'en pensez-vous? C'est vrai. Bien. Très-bien. Maintenant il faut rendre morveux le coursier en question. Pour cela vous le soumettrez à un travail exagéré, pénible, outré, vous le nourrirez mal, et je crois que cela suffira pour voir réapparaître le virus morveux. Un âne vous servira de réactif. Qu'en concluez-vous ? Je vous laisse le dire vous-mêmes. Si pourtant cela ne suffisait pas, vous aurez la bonté de le purger, de le sétonner.

Ce n'est pas fini. J'ai supposé que votre cheval possédait le virus morveux, mais maintenant je suppose que l'inoculation a été nulle. Alors la chose est tout aussi facile; vous n'aurez qu'à le soumettre au même travail, au même régime, au même traitement que s'il fallait faire revenir le virus de la morve.

Donc, à cette question : La morve est-elle spontanée? Nous répondons en chœur : Oui, la morve est une maladie virulente spontanée. Ainsi soit-il!

74118 PARIS.— Typographie de Ves RENOU, MAULDE et COCK, rue de Rivoli, 144

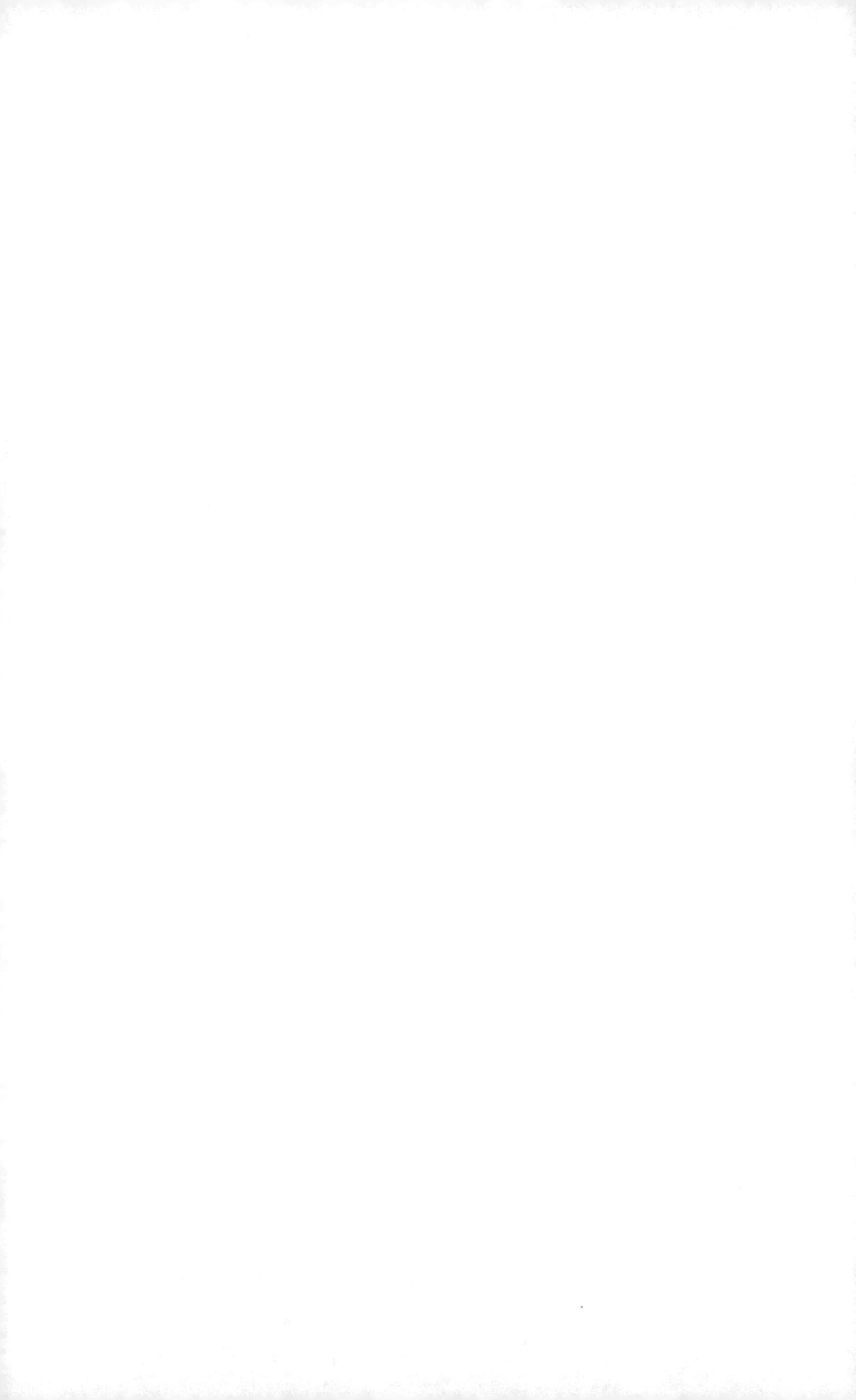

www.ingramcontent.com/pod-product-compliance
Ingram Content Group UK Ltd.
Pitfield, Milton Keynes, MK11 3LW, UK
UKHW021103260726
13994UKWH00002B/682